Manuelle Medizin

Heinz-Dieter Neumann

Manuelle Medizin

Eine Einführung in
Theorie, Diagnostik und Therapie

Mit 11 Abbildungen

Springer-Verlag
Berlin Heidelberg New York Tokyo 1983

Dr. med. Heinz-Dieter Neumann
Facharzt für Orthopädie
Bühlertalstraße 45
7580 Bühl/Baden

CIP-Kurztitelaufnahme der Deutschen Bibliothek:

Neumann, Heinz-Dieter: Manuelle Medizin: e. Einf. in Theorie, Diagnostik u. Therapie/Heinz-Dieter Neumann. – Berlin; Heidelberg; New York; Tokyo: Springer, 1983.

ISBN 3-540-12806-9 Springer-Verlag Berlin Heidelberg New York Tokyo
ISBN 0-387-12806-9 Springer-Verlag New York Heidelberg Berlin Tokyo

Satz, Druck und Bindearbeiten: Brühlsche Universitätsdruckerei, Gießen
2119/3020-543

Geleitwort

Die Chirotherapie machte ihre ersten Schritte bei uns in Deutschland nach dem II. Weltkrieg. Eine kleine Gruppe von Ärzten setzte sich mit der aus der Laienmedizin kommenden Untersuchungs- und Behandlungsmethode auseinander und erarbeitete eine naturwissenschaftliche Grundlage.

Es war ein langer und mühsamer Weg, den die manuelle Medizin in den vergangenen 30 Jahren bei uns durchschritten hat: von den ersten sehr kritischen Diskussionen auf dem Kongreß der Deutschen Gesellschaft für Orthopädie 1955 in Hamburg bis zu der Anerkennung auf dem Kongreß der gleichen Gesellschaft 1981 in Münster und auf dem Südwestdeutschen Orthopädenkongreß 1982 in Baden-Baden. Ein wichtiger Meilenstein stellt die 1976 durch den Deutschen Ärztetag eingeführte Zusatzbezeichnung „Chirotherapie" dar.

Zwar existieren schon Lehraufträge für Manuelle Medizin in einzelnen medizinischen Fakultäten. Die volle Ausbildung ist zur Zeit jedoch nur in den Ärzteseminaren der Deutschen Gesellschaft für Manuelle Medizin möglich. *Eine weitergehende Verankerung von Lehre und Forschung an den Hochschulen wäre wünschenswert.* Die Hochschulen könnten durch die Erteilung von Lehr- und Forschungsaufträgen zur Fortentwicklung der wissenschaftlichen Grundlagen der manuellen Medizin wesentlich beitragen.

Dieses zeitgemäße Büchlein meines früheren Mitarbeiters, des jetzigen Präsidenten der Internationalen Gesellschaft für Manuelle Medizin, H. D. Neumann, gibt einen klaren konzentrierten Überblick über den derzeitigen Stand von Theorie und Praxis. Eines der wesentlichen Anliegen des Autors ist es, Lücken in der Kenntnis der manuellen Medizin zu schließen und somit Vorurteilen und falschen Vorstellungen entgegenzuwirken.

Man darf dieser Schrift eine weite Verbreitung voraussagen.

H. Mau, Tübingen

Vorwort

Die Manuelle Medizin ist eine alte Volkskunst, die erst relativ spät in die Hand des Arztes gelangte. Der Patient war bis dahin gezwungen, bei einer ganzen Reihe von Beschwerden am Haltungs- und Bewegungsapparat die Hilfe von Laienbehandlern zu suchen.

Nach dem Zweiten Weltkrieg begannen in verschiedenen europäischen und außereuropäischen Ländern Gruppen von Ärzten, die alten Handgrifftechniken zu erforschen, auf eine naturwissenschaftliche Grundlage zu stellen und zum Wohl ihrer Patienten anzuwenden. Was am Anfang als eine bloße „Pack- und Knackmethode" erschien, entwickelte sich in ärztlicher Hand bald zu einer umfassenden funktionellen Betrachtungsweise von Störungen am Haltungs- und Bewegungsapparat, zur Manuellen Medizin. Sie fügt sich zwanglos in die bereits vorhandenen wissenschaftlichen und klinischen Erkenntnisse ein. Der Arzt erhält eine diagnostische Methode, mit deren Hilfe er kleinste Funktionsstörungen am Haltungs- und Bewegungsapparat erfassen und beurteilen kann. Außerdem bekommt er ein breit gefächertes Instrumentarium vermittelt, welches die bereits vorhandenen therapeutischen Möglichkeiten wesentlich erweitert.

Die Zahl der Ärzte, die in den vergangenen 30 Jahren in den Ärzteseminaren der nationalen Gesellschaften ausgebildet wurden, beträgt mehrere Tausend. Waren es erst die Allgemeinärzte, welche die Manuelle Medizin erlernten, so sind es jetzt zunehmend v.a. Orthopäden, Neurologen, Internisten, Rheumatologen, Sportmediziner und Hals-Nasen-Ohren-Ärzte. Auf dem Gebiet der physikalischen Medizin erhält v.a. die Krankengymnastik eine wesentliche Erweiterung ihrer Aufgabenstellung.

Trotz dieser großen Erfolge besteht immer noch ein erhebliches Informationsdefizit über die Manuelle Medizin.

Dieses Buch soll helfen, Vorurteile abzubauen. Die Manuelle Medizin ist weder eine Art Wunderwaffe, noch eine im Bereich des Psychischen wirkende symbolische Handlung. Es gibt Kollegen, die glauben, ihre Patienten vor der Anwendung der manuellen Therapie warnen zu müssen.

Nach der Lektüre dieses Buches sollte jeder kritische Leser in der Lage sein, sich ein eigenes Urteil über die Manuelle Medizin zu bilden.

Das Buch ist hervorgegangen aus einem Skriptum, welches seit 1971 die Grundlage des Theoriekurses der Deutschen Gesellschaft für Manuelle Medizin ist. Der Inhalt wurde neu geordnet und ergänzt, dabei so knapp wie möglich gehalten, um eine Kurzinformation über das Wesentliche zu geben. Es soll dazu anregen, sich weiter mit der Materie zu befassen und Kurse in Manueller Medizin zu belegen.

Allen, die zum Gelingen dieses Buches beigetragen haben, möchte ich an dieser Stelle herzlich danken: Meinem Lehrer, Herrn Professor Mau für sein Geleitwort. Er ermutigte mich seinerzeit zum Besuch eines Kurses in Manueller Medizin. Allen Kollegen aus dem In- und Ausland, insbesondere den Lehrerkollegen der Deutschen Gesellschaft für Manuelle Medizin, für ihre Ratschläge. Meiner Frau und Herrn Kollegen Jiri Dvořak für die kritische Durchsicht des Manuskripts. Frau Elisabeth Merz für ihre unermüdliche Schreibarbeit und Herrn Kollegen Graf-Baumann vom Springer-Verlag für die gute Zusammenarbeit.

Bühl, im August 1983 Heinz-Dieter Neumann

Inhaltsverzeichnis

Entwicklung der Manuellen Medizin

Das „Knochensetzen“ ist wohl so alt wie die Menschheit selbst. Schon in frühen Zeiten und bei vielen Völkern hat es Kundige gegeben, die in der Lage waren, durch Handgriffe Beschwerden an Wirbelsäule und Gliedmaßen zu lindern oder zu beseitigen. Ich kann mich noch an meine Jugend in Schlesien erinnern, wo es u. a. Schäfer waren, welche diese Kunst beherrschten.

Während das Kräuterweiblein seine Kenntnisse dem Internisten weitergab und der Chirurg vom Bader lernte, ist erstaunlicherweise die Kunst des Knochensetzens erst in allerjüngster Zeit und nur sehr zögernd in die Hände des Arztes gelangt. Vielleicht waren die großen Fortschritte der Medizin auf dem Gebiet der Arzneimittellehre und der Chirurgie im 19. und 20. Jahrhundert der Grund für die Nichtbeachtung der Manuellen Medizin, wie wir die Lehre von den Handgriffen heute nennen.

Die Wurzeln der heutigen Manuellen Medizin, die sich in ärztlicher Hand in den letzten 20 Jahren erheblich weiterentwickelt hat und auf eine wissenschaftliche Grundlage gestellt wurde, sind Osteopathie und Chiropraktik. Beide Methoden kommen aus den USA.

Im Jahre 1892 gründete Andrew Tailor Still in Kirksville, USA, eine Schule, wo erfolgreichen Absolventen der Titel des Doktors der *Osteopathie* verliehen wurde (Hildreth 1942). Still hatte die Kunst des Heilens durch Handgriffe an Wirbelsäule und Extremitätengelenken aufgegriffen und zu einer lehrbaren Wissenschaft ausgebaut. Während am Anfang an den Osteopathenschulen nur Anatomie und die Handgrifftechniken gelehrt wurden, vermitteln sie heute das gleiche Wissen wie die Medizinschulen. Auch die klinische Ausbildungsdauer von 36 Monaten ist die gleiche, so daß die Osteopathen in den USA staatlich anerkannt und den an Medizinschulen ausgebildeten Ärzten gleichgestellt sind. Der wesentliche Unterschied besteht darin, daß die Osteopathen während ihrer Ausbildung zusätzlich 400 h Unterricht in Manueller Medizin erhalten. Es gibt z. Z. 12 Osteopathenschulen, teils privat, teils an staatlichen Universitäten. In den USA praktizieren 15000 Doktoren der Osteopathie (D.O.). Vergleichsweise sei die Zahl von 160000 Doktoren der Medizin (M.D.) genannt. Den Osteopathen verdanken wir die Grundlagen unseres heutigen Wissens über die Manuelle Medizin.

Unter einem Osteopathen kann man sich in Deutschland kaum etwas vorstellen. Verwirrend kommt hinzu, daß es v. a. in angelsächsischen Ländern „Osteopathen“ gibt, welche zwar Handgrifftechniken ausüben, aber keine medizinische Grundausbildung besitzen. Es handelt sich meistens um weitergebildete Masseure.

Im Volksmund wesentlich bekannter sind die *Chiropraktiker*. Ihr Begründer war kein Arzt, sondern ein kanadoamerikanischer Gemischtwarenhändler namens Palmer, der die erste Chiropraktikerschule im Jahre 1895 gründete. Es gibt in den USA etwa 30000 Chiropraktiker (D.C.). Eine Regierungskommission prüft dort die Frage einer staatlichen Anerkennung. In einigen Staaten der USA arbeiten die Chiropraktiker ohne Lizenz. In anderen Ländern ist ihre Rechtsstellung sehr unterschiedlich. In der Bundesrepublik Deutschland erfolgt die Zulassung über das Heilpraktikergesetz (Peper 1978). Die Chiropraktiker haben eine Reihe von eigenen, von der osteopathischen Technik abweichende Handgrifftechniken entwickelt, die sie ebenfalls zur Behebung von Beschwerden an Wirbelsäule und Extremitätengelenken anwenden. Ihre theoretischen Vorstellungen in Verbindung mit den Handgrifftechniken brachten sie von Anfang an und im Laufe der Jahre zunehmend in einen scharfen Gegensatz zur sog. Schulmedizin. Erst in letzter Zeit scheint sich ein Wandel der Denkweise der Chiropraktiker anzubahnen, indem ein Teil von ihnen beginnt, die bisherigen philosophischen Erklärungen zur Chiropraktik durch naturwissenschaftliche Begründungen zu ersetzen.

Diese kurze Einführung soll dazu dienen, die gegenwärtige Situation verständlich zu machen. Wer sich mit der Geschichte der Manuellen Medizin näher befassen will, sei auf das Buch von Schiötz u. Cyriax (1975) sowie auf die entsprechenden Kapitel in den Büchern von Maigne (1961) und Lewit (1977) verwiesen.

Ärzte in Europa und anderen Ländern begannen erst nach dem 2. Weltkrieg, sich in größerem Umfang mit den Handgrifftechniken zu befassen. Bis dahin gab es nur ein paar Außenseiter, denen die Techniken der Chiropraktik und der Osteopathie bekannt waren.

In Deutschland ließen sich, durch das Heilpraktikergesetz begünstigt, im Ausland ausgebildete Osteopathen und Chiropraktiker nieder. Sie erzielten mitunter spektakuläre Erfolge, die mit herkömmlichen Methoden nicht erreichbar waren. Bald wurden kleine Gruppen von Ärzten darauf aufmerksam und begannen, sich mit der neuen Methode auseinanderzusetzen. Sie gründeten im Jahre 1953 die *Forschungsgemeinschaft für Arthrologie und Chirotherapie* (FAC) in Hamm und die *Gesellschaft für Manuelle Wirbelsäulen- und Extremitätenbehandlung* (MWE) in Neutrauchburg als ärztliche Ausbildungs- und Forschungsstätten. Beide schlossen sich 1966 zur *Deutschen Gesellschaft für Manuelle Medizin* (D.G.M.M.) zusammen, welche im Rahmen der 1968 gegründeten *Internationalen Gesellschaft für Manuelle Medizin* (F.I.M.M.) eng mit den nationalen Gesellschaften für Manuelle Medizin von 19 anderen Ländern zusammenarbeitet.

Diese Gesellschaften haben sich die Aufgabe gestellt, die Manuelle Medizin nach kritischer Prüfung, befreit von anzweifelbaren Theorien und mit einer sich ständig verfeinernden Technik zum Wohl des Patienten in die Hand des Arztes zu legen.

Ziel der *Ärztlichen Gesellschaften für Manuelle Medizin* ist es, jeden Arzt, der nach Erweiterung seiner diagnostischen und therapeutischen Möglichkeit sucht, über die Manuelle Medizin zu informieren und jeden Arzt, der sich speziell mit der funktionellen Erkrankung des Haltungs- und Bewegungsapparats befaßt, zu instruieren.

Kursprogramme

Die Deutsche Gesellschaft führt 12stündige Theoriekurse als unabdingbare Voraussetzung für die darauf aufbauenden Kurse in Hamm und Neutrauchburg durch. Im Ärzteseminar Hamm folgen dem Theoriekurs noch 6 Kurse: 1 Extremitäten- und 5 Wirbelsäulenkurse mit jeweils 40 Unterrichts- und Übungsstunden. Parallel zu diesen Kursen laufen fakultativ weitere Extremitäten- und Muskelfunktionskurse.

Im Ärzteseminar „Karl Sell" in Neutrauchburg werden nach dem Theoriekurs 4 aufeinanderfolgende 14tägige Kurse abgehalten. Der 4. Kurs ist der Examenskurs, der 5. Kurs dient der Repetition von Grifftechniken.

Die hier genannten Kurse entsprechen sowohl dem Inhalt als auch der Dauer nach der Weiterbildungsordnung der Ärztekammer der Länder zur Erlangung der Zusatzbezeichnung „Chirotherapie". Diese wurde 1976 auf dem 79. Deutschen Ärztetag eingeführt.

Auskunft über sämtliche Kurse erteilt das Sekretariat der *Deutschen Gesellschaft für Manuelle Medizin,* Ostenallee 80, D-4700 Hamm.

Auskunft für die Schweiz erteilt das Sekretariat der *Schweizer Ärztegesellschaft für Manuelle Medizin,* Neumünsterallee 10, CH-8032 Zürich.

Kurse finden in allen Ländern statt, die der Internationalen Gesellschaft für Manuelle Medizin angehören. Auskünfte sind beim Autor erhältlich.

Auch in der Deutschen Demokratischen Republik und den Volksrepubliken Bulgarien, Polen und Ungarn gibt es Ärztegesellschaften für Manuelle Medizin, die aber der Internationalen Gesellschaft noch nicht angehören.

Grundlagen der Manuellen Medizin

Die „Manuelle Medizin" befaßt sich mit Physiologie, Pathophysiologie und Verhütung von reversiblen Funktionsstörungen am Haltungs- und Bewegungsapparat. Sie umfaßt alle *diagnostischen* und *therapeutischen* Techniken an der Wirbelsäule und an den Extremitätengelenken, die zur Auffindung und Behebung dieser Störungen dienen.

In Deutschland ist der Begriff „Chirotherapie" Synonym der internationalen Bezeichnung „Manuelle Therapie". Er ist als Zusatzbezeichnung in der Weiterbildungsordnung der Länder verankert und in die ärztliche Gebührenordnung eingefügt.

Blockierung

Es gibt reversible Funktionsstörungen an Gelenken mit verminderter und vermehrter Beweglichkeit. Letztere werden im Kap. „Hypermobilität" (S. 42) abgehandelt. Wir befassen uns in den folgenden Kapiteln mit der Funktionsstörung mit Bewegungseinschränkung. Sie wird im internationalen Sprachgebrauch als „segmentale und peripher artikuläre Dysfunktion" bezeichnet, im amerikanischen Sprachgebrauch als „somatische Dysfunktion". Im Deutschen hat sich der etwas zu mechanistische Begriff „Blokkierung" eingebürgert.

Definition

Die Blockierung ist

a) ein Zustand reversibel gestörter Funktion eines Gelenks im Sinne der Bewegungseinschränkung. Das Gelenk kann an jedem Punkt der physiologischen Bewegungsbahn (Mittel- bis Endstellung) verharren. Die Beweglichkeit ist nie ganz aufgehoben, sondern in eine oder mehrere Richtungen eingeschränkt. Das Gelenkspiel ist regelmäßig beeinträchtigt;
b) die zum Gelenk gehörende Muskulatur ist auf neurophysiologischem Wege entsprechend der Richtung der Bewegungseinschränkung verspannt;
c) die Funktion der dem Gelenk segmental zugeordneten Gewebe und inneren Organe kann beeinträchtigt sein.

Die Blockierung ist die einzige Indikation zur manuellen Therapie!

Theorien

Es gab und gibt eine Reihe von Theorien und Arbeitshypothesen zur Blockierung. Es wurden hauptsächlich diskutiert:

- Störung der Zirkulation von Gewebsflüssigkeit (Still 1908),
- Subluxation (Palmer 1933),

- Nerveinklemmung (Palmer 1933),
- Meniskuseinklemmung (Zukschwerdt et al. 1960; Dörr 1962),
- Verklemmen von Bandscheibengewebe (Cyriax 1969; Fisk 1977),
- Störungen von Gleitfähigkeit der Gelenkoberfläche (Wolf 1969),
- Störung der nervös-reflektorischen Steuerung des Gelenks (Korr 1975; Dvořák u. Dvořák 1983).

Es gibt noch eine Reihe weiterer Theorien zur formalen Genese der Blockierung. Wir haben uns auf die am häufigsten diskutierten beschränkt. Wahrscheinlich ist es jedoch falsch, die Grundursache einer Blockierung immer nur allein auf der knorpelig-knöchernen, muskulären oder nervös-reflektorischen Ebene zu suchen. Gelenk, Bandscheibe, Muskulatur und nervöse Steuerung sind Teile von Regelkreisen, die in den Gesamtorganismus eingebettet sind. Wahrscheinlich ist die Blockierung die Störung eines Regelkreises, die Ursache kann, von Fall zu Fall verschieden, in jedem einzelnen seiner Bauteile liegen. Im kommenden Abschnitt werden diese Gedanken am Spezialfall Wirbelsäule erläutert.

Denkmodell zur Manuellen Medizin

Wir gehen davon aus, daß das Wirbelbogengelenk (fortan Wirbelgelenk genannt) 2 Funktionskreisen – einem mechanischen und einem nervös-reflektorischen – zugeordnet werden kann.

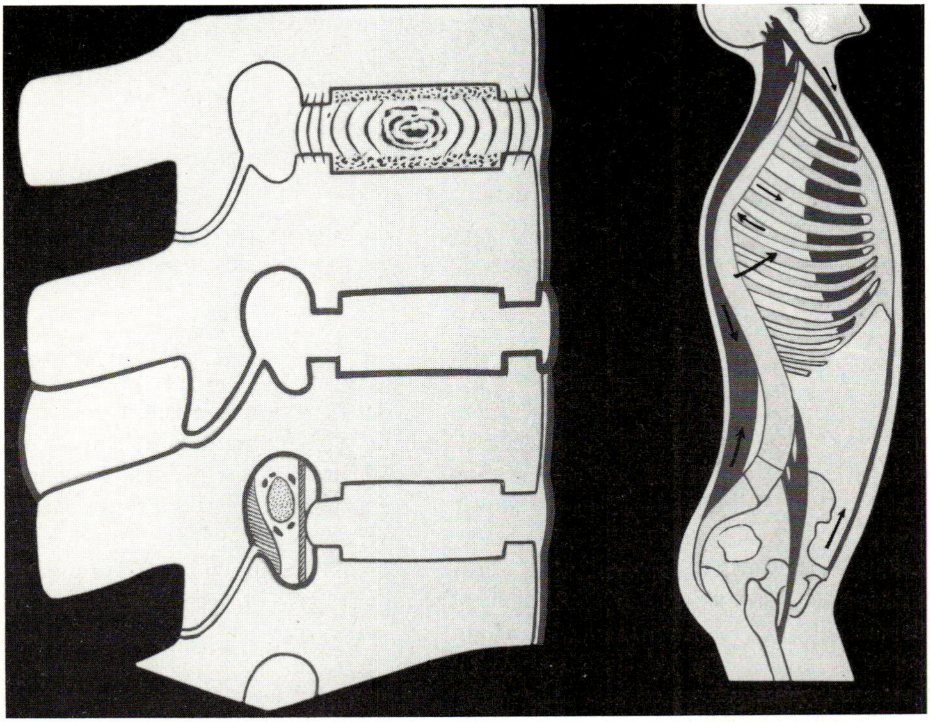

Abb. 1. Das Junghanssche Bewegungssegment als kleinste funktionelle mechanische Einheit der Wirbelsäule

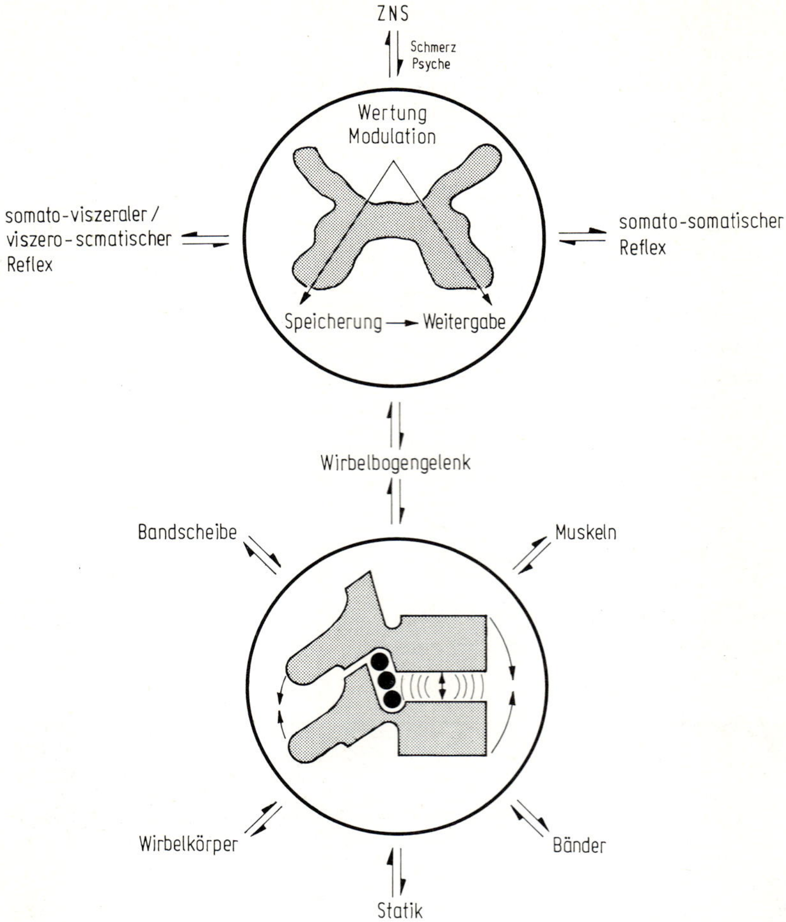

Abb. 2. Das Wirbelbogengelenk in seiner Doppelfunktion als Teil des Bewegungssegmentes (*unterer Kreis*) und als Teil eines nervös reflektorischen Regelkreises auf segmentaler Ebene (*oberer Kreis*)

Mechanisch gesehen, ist das Wirbelgelenk Teil des Bewegungssegments (Junghans 1954) (Abb. 1), der kleinsten funktionellen Einheit der Wirbelsäule. Es besteht aus dem beweglichen System: Bandscheibe – Wirbelgelenk und dem haltenden System: Bandapparat – Muskulatur (Abb. 2, unterer Kreis). Diese Systeme bilden eine funktionelle Einheit. Der Binnendruck der Bandscheibe steht im diskoligamentären Spannungsgleichgewicht (Erdmann 1967/68) zur Elastizität des Bandapparats, dem Tonus der Wirbelsäulenmuskulatur und der statischen Belastung. Die Wirbelgelenke bestimmen die Richtung der Bewegung im Segment.

Mechanischer Funktionskreis

Eine Funktionsstörung des Wirbelgelenks beeinträchtigt die Beweglichkeit des ganzen Bewegungssegments. Es kann jedoch kein Teil eines Bewegungssegments für sich allein,

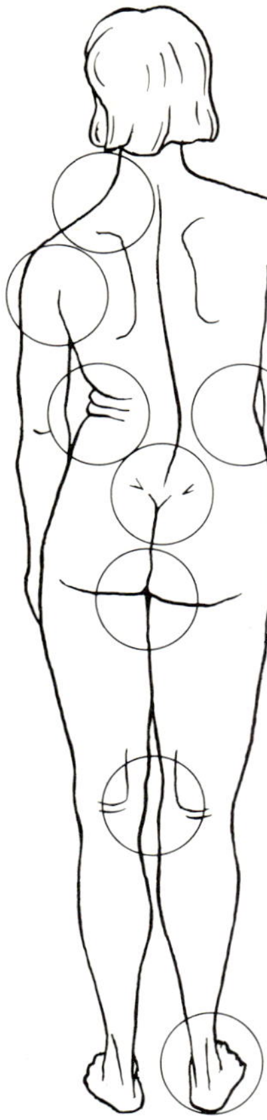

Abb. 3. Störmöglichkeiten der Statik in der frontalen Ebene

ohne Auswirkung auf die anderen Teile, erkranken. So können Wirbelgelenksblockierungen, degenerative Veränderungen an Bandscheiben, Bandinsuffizienz und muskuläre Störungen Folge oder Ursache voneinander sein (s. Abb. 2, unterer Kreis). Darüber hinaus steht die mechanische Funktion des Bewegungsapparates auch in enger wechselseitiger Beziehung zur Allgemeinstatik (Abb. 3). So können z. B. eine Beinlängendifferenz, eine Bewegungseinschränkung der großen Extremitätengelenke, Beckenasymmetrien, Skoliosierungen der Wirbelsäule, Tonusänderungen der Rumpf- oder Extremitätenmuskulatur, berufliche Überlastung, Fehlfunktionen im Segment unter anderem eine Wirbelgelenksblockierung verursachen. Auch umgekehrt können segmentale Funktionsstörungen die Gesamtstatik beeinflussen, z. B. die Schmerzkoliose bei einer akuten Wirbelgelenksblockierung.

Nervös-reflektorischer Funktionskreis

Im oberen Kreis der Abb. 2 sind die nervös-reflektorischen Verbindungen des Wirbelgelenks zu Dermatom, Myotom, ZNS, Gefäßsystem und zu den inneren Organen dargestellt. Das Wirbelgelenk – wie jedes andere Gelenk auch – besitzt in seiner Gelenkkapsel und den ihm zugeordneten Bändern und Muskeln zahlreiche Nervenendigungen. Man unterscheidet 2 große Gruppen: die Propriorezeptoren (Rezeptoren I, II, III) und die Nozizeptoren (Rezeptoren IV). Eine nähere Beschreibung dieser Rezeptorensysteme, z. B. nach unterschiedlichem Aufbau der Nervenendigungen, Nervenfaserstärken, Nervenleitgeschwindigkeit usw., wie wir sie unter anderem bei Wyke u. Polacek (1975), Korr (1975), Wolff (1983) und Dvořák u. Dvořák (1983) finden, würde in diesem Rahmen zu weit führen.

Die Propriorezeptoren vermitteln das Haltungs- und Stellungsgefühl. Sie reagieren auf Spannungsänderungen in den Gelenkkapseln, also auch auf Manipulationen an der Wirbelsäule oder Traktionsbehandlungen. Die Nozizeptoren werden durch größere Beanspruchung der Gelenkkapsel wie Wirbelgelenksblockierungen, Traumen, Reizzustände oder Entzündungen erregt.

Eine Reizung der Propriorezeptoren wirkt hemmend auf die nozizeptive Überleitung (präsynaptisch auf spinaler Ebene). Beim gegenwärtigen Stand unseres Wissens ist die Auslösung dieses Mechanismus eine der wesentlichen Wirkungen der manuellen Therapie, sowohl der Mobilisation als auch der Manipulation!

Propriorezeptoren und Nozizeptoren der Gelenkkapseln und der anderen am Gelenk beteiligten Strukturen sind über den Ramus dorsalis des Spinalnerven mit dem Hinterhornkomplex der grauen Substanz des Rückenmarks verbunden. Jede Spannungsänderung oder Schädigung der Gelenkkapsel wird in der grauen Substanz des Rückenmarks registriert, gewertet, moduliert (im Sinne der Hemmung oder Bahnung), gespeichert und beim Überschreiten einer gewissen Reizschwelle in die Peripherie zurückgegeben. So hat jede Wirbelgelenksblockierung einen deutlichen Einfluß auf die autochthone Wirbelsäulenmuskulatur, die oberflächliche Rumpfmuskulatur und die Extremitätenmuskulatur sowie auf das Dermatom, das Gefäßsystem und innere Organe (z. B. die Aktivität von Atmungsreflexen, kardiovaskulären und gastrointestinalen Reflexen). Beim Überschreiten einer weiteren Reizschwelle wird die segmentale Funktionsstörung in das ZNS, z. B. als Schmerz (Rezeptorenschmerz!) oder als psychische Irritation, gemeldet.

Die Summation verschiedener Reize aus verschiedenen Reizquellen ist möglich (Korr 1975) und führt manchmal erst zum Bewußtwerden einer sonst unterschwelligen Störung. Eine sog. „stumme Blockierung" kann erst durch einen zusätzlichen Reiz aus dem mechanischen oder nervös-reflektorischen Regelkreis des Segments manifestiert werden.

Praktische Anwendung zur Diagnosestellung

Die Praxis ist nicht so einfach wie die Theorie. Das Rückenmark ist zwar durch die Spinalnerven segmental geordnet, aber nicht segmental gegliedert. So ist die Reizantwort bei einer Wirbelgelenksblockierung zwar segmental betont, aber nicht spezifisch segmentbezogen. Das hat verschiedene Gründe:

Die Gelenkkapsel eines jeden Wirbelgelenks wird von dorsalen Spinalnerven aus verschiedenen Segmenten (kranial, kaudal, aus gleicher Segmenthöhe) versorgt (Wyke 1979). Es bestehen zahlreiche Modulationsmöglichkeiten auf segmentaler Ebene (es gibt Nervenzellen mit bis zu 180 Synapsen, Wolff 1983) und auf höheren Ebenen des ZNS. Hinzu kommen Variationsmöglichkeiten des efferenten Reizverlaufs durch die Filae radiculariae und die Plexusbildung. So kann ein buntes Symptombild entstehen. Von Fall zu Fall verschieden kann z. B. bei einer Wirbelgelenksblockierung einmal die eine und einmal die andere aus dem gleichen Segment versorgte Muskelgruppe betroffen sein oder die Störung eines bestimmten inneren Organs überwiegen. Sutter (1975) hat für verschiedene Segmente spondylogene Störungsmuster beschrieben.

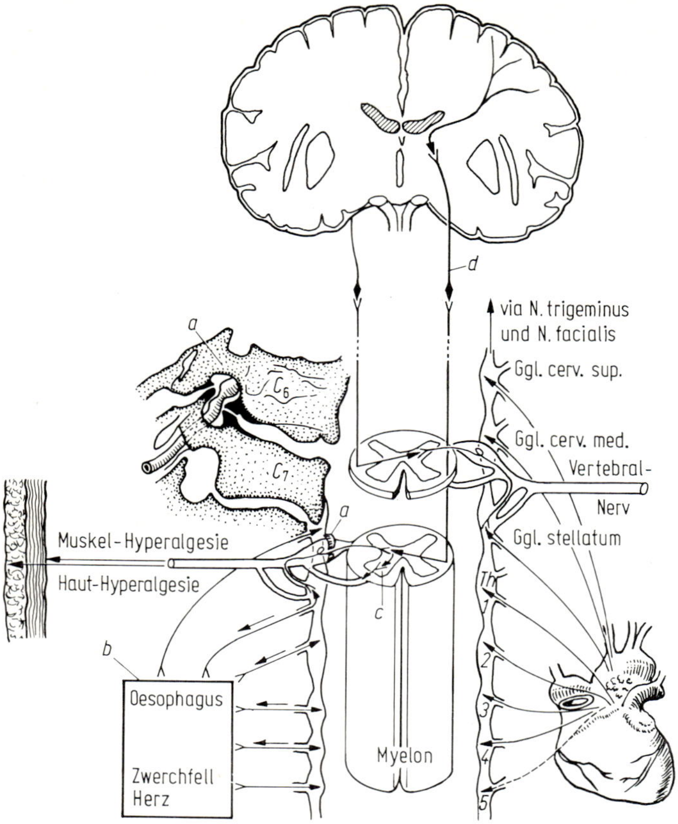

Abb. 4. Die nervös reflektorischen Verbindungen von Wirbelsäule, Zentralnervensystem und inneren Organen. (Nach Kunert)

Wir haben versucht, diese relativ komplizierten Vorgänge möglichst einfach und umfassend in Abb. 2 darzustellen, indem wir – vom Betrachter aus gesehen – in der linken Hälfte des oberen Kreises die somatoviszeralen bzw. viszerosomatischen Reflexe und in der rechten Hälfte die somatosomatischen Reflexe eingezeichnet haben.

Die viszerosomatischen bzw. die somatoviszeralen Reflexe verlaufen über das vegetative Nervensystem (Kunert 1975; Korr 1975) (Abb. 4), welche über die Rami communicantes mit dem spinalen Nervensystem verbunden sind. Sie erklären die möglichen Zusammenhänge der wechselseitigen Funktionsstörung zwischen Wirbelsäule und inneren Organen.

Die Kenntnis der somatosomatischen Reflexe ist für unser diagnostisches und therapeutisches Vorgehen von größter Wichtigkeit.

In der Praxis hat es sich bewährt, diese Reflexe in 2 Gruppen zu trennen, und zwar die, welche über den dorsalen Ast des Spinalnerven und jene, die über den ventralen Ast des Spinalnerven verlaufen.

Die vom dorsalen Ast des Spinalnerven versorgten Muskeln bilden die autochthone Eigenmuskulatur des Rückens. Verspannungen dieser Muskeln sind bei Blockierungen regelmäßig vorhanden, und zwar nach einer gewissen Gesetzmäßigkeit, welche die Richtung einer Blockierung anzeigt. Der Untersucher tastet Gewebsverhärtungen und Gewebsverquellungen, welche vom Patienten als druckschmerzhaft bezeichnet werden.

Durch provozierende Bewegung der Wirbelgelenke können diese segmentalen Irritationspunkte verstärkt oder vermindert werden.

Der Ramus dorsalis der Spinalnerven versorgt aber nicht nur die autochthone Wirbelsäulenmuskulatur, sondern auch die Rückenhaut etwa handbreit beiderseits der Wirbelsäule. Dieser sog. Teststreifen kann mit Hilfe der Kibler-Hautfalte oder der Dermatomnadel Hinweise auf eine Funktionsstörung im Segment, also auch auf eine Wirbelgelenksblockierung geben.

Die über den Ramus dorsalis ausgelöste Gewebsreaktion bezeichnen wir als *lokale segmentale Irritation*. Sie ermöglicht es uns, auf direktem Wege eine Blockierung zu diagnostizieren.

Der ventrale Ast der Spinalnerven versorgt die ventrale Seitenrumpfmuskulatur, die oberflächliche Rückenmuskulatur und die Extremitätenmuskeln.

Die embryonalzeitliche Verschiebung dieser Muskulatur, verbunden mit der bekannten Plexusbildung des ventralen Astes des Spinalnerven und die schon erwähnten zahlreichen Modulationsmöglichkeiten einer Nozireaktion im ZNS führen dazu, daß Zeichen einer segmentalen Irritation sehr variieren und oft weit von ihrer Entstehung gefunden werden. Das Auffinden der segmentalen Funktionsstörung wird an den Extremitäten durch die von Hansen u. Schliack (1962) beschriebenen Kennmuskeln erleichtert. Wir finden in ihnen Verspannungen, Gelosen, Tendomyosen und gelegentlich Reflexabschwächungen, die auf eine Blockierung hinweisen können. Die vom ventralen Ast des Spinalnerven ausgelösten Störungen der peripheren Muskulatur bezeichnen wir als die

periphere segmentale Irritation.

Es ist wichtig hervorzuheben, daß alle hier beschriebenen Wege reziprok möglich sind. Jeder der genannten Strukturen (Wirbelgelenk, Bandscheibe, Bandapparat, Muskulatur, Dermatom, Myotom, Gefäßsystem, inneres Organ oder ZNS, Störung der Gesamtstatik) können Sender oder Empfänger einer Störung sein. Die Manuelle Medizin hat es gelernt, sich von überwiegend mechanistischen Vorstellungen zu lösen und in Regelkreisen zu denken.

Klinische Zeichen einer Blockierung

Wenn wir diese Gedankengänge auf den Begriff der Blockierung anwenden, so sehen wir, daß diese 2 Arten von Störungen hervorruft:

1) Einschränkung der Gelenkbeweglichkeit (s. Abb. 2, unterer Kreis);
2) Störung der nervös-reflektorischen Funktion (s. Abb. 2, oberer Kreis).
   Diese äußert sich in
   a) der lokalen segmentalen Irritation (autochthone Muskeln, Bindegewebe, Haut) und
   b) der peripheren segmentalen Irritation (periphere Muskeln, segmental zugeordnete periphere Gewebe).

Kausale Genese einer Blockierung

Gleichzeitig erkennen wir aus der Abbildung zu unserem Denkmodell die Möglichkeit der kausalen Genese einer Blockierung. Sie kann verursacht werden:

1) direkt,
2) indirekt-mechanisch (unterer Kreis),
3) indirekt-nervös-reflektorisch (oberer Kreis),
4) durch Kombination der verschiedenen Ursachen.

Zu 1): Die Blockierung eines Gelenks kann direkte Folge einer einmaligen falschen Bewegung sein (Rückwärtsfahren mit dem Auto, Verfehlen einer Treppenstufe, einfache Sportverletzung). Ferner kann sie durch ein „Verheben ohne Muskelschutz", z. B. beim Anheben einer Last aus dem Kreuz heraus bei gleichzeitiger Drehung der Wirbelsäule oder ein „einfaches Verliegen", v. a. bei Bandschwachen und Kindern, entstehen.
Zu 2): Häufig ist die Gelenkblockierung Folge statischer Fehlbelastungen wie Wirbelasymmetrien, Bandscheibendegenerationen, Beckenanomalien, Beinlängendifferenz, Bewegungsstörungen der großen Gelenke, Fußdeformitäten, aber auch muskulärer Störungen (Insuffizienz, Verkürzung, gestörter Bewegungsstereotyp), Bandinsuffizienz oder beruflicher Überlastung.
Zu 3): Eine Gelenkblockierung kann aber auch durch Störungen im nervös-reflektorischen Regelkreis des Segments als Nozireaktion (Wolff 1983) auf eine primäre Störung im Myotom, Dermatom, der Psyche, im Gefäßsystem oder innerer Organe verursacht werden. Die Blockierung ist hier entweder Folge somatosomatischer Reflexe (muskuläre Störung, Reiz vom Dermatom) oder viszerosomatischer Reflexe (z. B. Schultersteife oder Blockierungen am thorakozervikalen Übergang nach Herzinfarkt).
Zu 4): Schließlich ist die Kombination der verschiedenen Ursachen als Summation nozizeptiver Afferenzen möglich.

Von der Bestimmung der Ursachen und damit auch des Stellenwerts (pathogenetische Aktualitätsdiagnose, Gutmann 1975b) einer Blockierung im Gesamtbild der Erkrankung des Achsenorganes bzw. des ganzen Organismus ist der Erfolg der Therapie abhängig.

Manuelle Diagnose

Allgemeine Untersuchung

Wie bereits ausgeführt, umfaßt die manualmedizinische Diagnostik alle Maßnahmen zur Erkennung von reversiblen Funktionsstörungen am Haltungs- und Bewegungsapparat. Grundlage sind die üblichen ärztlichen Untersuchungsverfahren, die der klinischen Gesamtbeurteilung des Patienten dienen. Die statische und dynamische Untersuchung des Haltungs- und Bewegungsapparats wird durch die manualmedizinische Diagnostik wesentlich verfeinert. Sie ermöglicht es, auch kleinste Störungen der Bewegungsfunktion in bezug auf Quantität und Qualität zu erkennen und reflektorische Reaktionen wie Konsistenzänderungen an Muskeln, Ligamenten, subkutanem Gewebe und der Haut zu ertasten.

Das eingehende Studium der Anatomie, der Bewegungsphysiologie (White u. Panjabi 1978) und Neurophysiologie (Wolff 1983; Wyke u. Polacek 1975; Korr 1975; Dvořák u. Dvořák 1983) vor jedem praktischen Kurs ist unabdingbare Voraussetzung für dessen Erfolg. Außerdem empfiehlt sich das Studium des Buches „Die programmierte Gelenkuntersuchung“ von Frisch (1983).

Allgemeine manuelle Untersuchung

Oberflächenorientierung

Voraussetzung für eine exakte Befundbeschreibung, die Beurteilung des Behandlungserfolgs und die Vergleichbarkeit der eigenen Arbeit mit der anderer Untersucher ist eine exakte Orientierung an der Körperoberfläche. Hierzu sind eine Reihe von Orientierungspunkten an Wirbelsäule und Extremitäten erarbeitet worden.

Relativ einfach ist es, Orientierungspunkte an den Extremitäten aufzusuchen. Am Schultergürtel und Arm werden die folgenden Orientierungspunkte ertastet:

Angulus superior und Angulus inferior, Spina scapulae, Processus coracoideus, Articulatio acromioclavicularis und Articulatio sternoclavicularis, Tubercula majus et minus humeri, Epicondyli medialis et lateralis humeri, Processus styloideus radii.

Am Becken werden ertastet: Pecten ossis ilii, Spina iliaca, Articulatio iliosacralis, lateraler Rand des Os sacrum, Cornua sacralia, Tuber ossis ischii, Tuberculun pubicum, Trochanter major.

Etwas schwieriger ist das Aufsuchen der Orientierungspunkte an Hals-, Brust- und Lendenwirbelsäule.

Orientierungspunkte an der Halswirbelsäule

C1: Die Querfortsätze des Atlas werden zwischen aufsteigendem Kieferast und Processus mastoideus getastet.

C2: Oberster tastbarer Dornfortsatz der Halswirbelsäule.

C5: Erster prominenter Dornfortsatz nach der Halslordose, sobald der tastende Finger von kranial nach kaudal gleitet.

C7: Der Dorn C 6 zieht sich beim Überstrecken der Halswirbelsäule nach ventral zurück (außer bei degenerativen Veränderungen).

Varianten nach Sell

a) Vom Dornfortsatz C 5, dem ersten tastbaren Dornfortsatz der unteren Halswirbelsäule, tasten wir 2 Querfortsätze nach kaudal.
b) Mit den Fingerkuppen beider Mittelfinger suchen wir rechts und links den Spalt zwischen dem Gelenkfortsatz von Th 1 und der oberen Rippe auf. Beide Daumen werden auf dem Rücken in gleiche Höhe gebracht, was man durch einen Blick von der Seite kontrollieren kann. Auf der Verbindungslinie der beiden Daumenkuppen liegt der Dornfortsatz von C 7.
Die Spitze des Dornfortsatzes wird mit dem senkrecht darauf gehaltenen Nagel des Fingers und mit einem Fettstift V-förmig markiert.

In der Praxis ist es manchmal schwierig, C 7 exakt zu bestimmen (er ist nicht immer der „Prominenz“). Deshalb muß man gelegentlich die eine durch die andere Bestimmungsmethode überprüfen.

Orientierungspunkte an Brust- und Lendenwirbelsäule

Groborientierend

Th 1: Die kaudale Spitze des Dornfortsatzes Th 1 wird erreicht, wenn in Gedanken ein Pfeil durch das Sternoklavikulargelenk geschossen wird (Sell).
Th 3: Höhe Schulterblattgräte bei herabhängendem Arm.
Th 7: Unterer Schulterblattwinkel.
Th 11: Achse des untersten Rippenpaars nach medial verlängert.

Zur genaueren Orientierung beschrieb Sell eine Reihe von Punkten, die er aus didaktischen Gründen „Bahnhöfe“ nannte. Sie dienen der Festlegung der Segmenthöhe in Brust- und Lendenwirbelsäule.

Sell sucht zunächst den Dornfortsatz Th 1 auf. Durch Abzählen an den Dornfortsätzen erreicht er Th 5, Th 10 und Th 12, die an ihrem kaudalsten Punkt markiert werden. Er wählte diese Wirbel wegen des unterschiedlichen Abstands vom kaudalsten Punkt des Dornfortsatzes zum zugehörigen Wirbelgelenk.

Der kaudalste Punkt des Dornfortsatzes L 5 wird durch Ziehen einer Waagerechten über die Mitte der Spina iliaca posterior superior ermittelt und ebenfalls markiert. Es ist wichtig, das ganze Oval der Spina iliacea posterior superior zu umzeichnen und exakt in der Mitte horizontal zu teilen. Von den so markierten „Bahnhöfen“ Th 1, Th 5, Th 10, Th 12 und L 5 „fährt der Untersucher ab“ und zählt die einzelnen Segmente weiter. Eine rasche Höhenorientierung an der Wirbelsäule ist somit gewährleistet.

Von größter Wichtigkeit für Diagnose und Therapie ist die Messung des Abstands vom kaudalen Ende des Dornfortsatzes zum dazugehörigen Wirbelgelenk. Sell hat hierfür die folgende Faustregel entwickelt (Abb. 5).

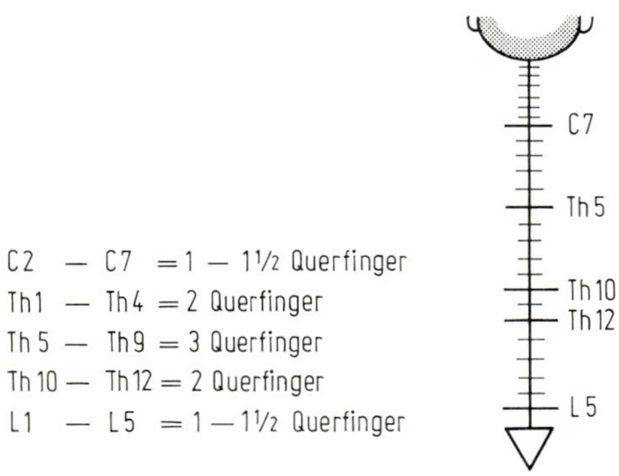

Abb. 5. Höhenorientierung an der Wirbelsäule nach Sell

Es hat sich bewährt, die Orientierungspunkte nicht nur in das Krankenblatt einzutragen, sondern auch an der Oberfläche des Patienten unmittelbar bei der Untersuchung mit einem Fettstift anzuzeichnen.

Schichtweise Palpation

Nach der Orientierung an der Oberfläche dringt die untersuchende Hand in die Tiefe. Eine spezielle Entwicklung und Schulung der Sinnesorgane ist Voraussetzung (Beal 1967).

Der angehende Manualmediziner muß lernen:

- die normalen Gewebsstrukturen schichtweise zu durchtasten und zu beurteilen: Haut, Faszie, Muskel, Knochen. Eine gute Handpflege ist Voraussetzung. Mit Hornschwielen an den Fingern (Heimwerker) können keine Feinbefunde erhoben werden.
- Veränderungen in Gewebsstrukturen zu ertasten,
- Stellungsasymmetrien sowohl mit dem Auge als auch mit dem Tastsinn zu erfassen,
- Unterschiede in Qualität, Ausmaß und Endgefühl der Gelenkbewegung zu erkennen,
- ein „Raumgefühl" zu entwickeln. Eine Hand des Arztes ruht beurteilend über dem zu untersuchenden Körperabschnitt (z. B. Wirbelsegment), die andere Hand bewegt den Patienten dreidimensional im Raum. Über beide Hände kommt ein Informationsfluß zum Untersucher, der vorurteilslos verarbeitet und in Form einer Behandlung zum Patienten zurückgegeben wird. Arzt und Patient werden zu einer funktionellen Einheit.
- Veränderungen an den Palpationsbefunden (z. B. nach einer Behandlung) zu entdekken.

Bei der Untersuchung müssen Arzt und Patient eine entspannte und bequeme Stellung einnehmen. Der Arzt muß sich auf die Palpation anhaltend konzentrieren, damit die Übertragung der erfühlten Impulse nicht gestört wird.

Die folgende *Übung* wurde von Greenman (pers. Mitteilung) erarbeitet. Sie hat sich zum Erlernen palpatorischer Fähigkeiten für die Beurteilung und schichtweise Durchtastung von Gewebsschichten und zur Prüfung der Gelenkbewegung am Haltungs- und Bewegungsapparat bewährt:

Zwei Personen sitzen einander gegenüber und legen ihre Unterarme auf einen Tisch. Die rechte Hand jeder Person ist die untersuchende, der linke Arm des Partners der Untersuchungsgegenstand. Zu Beginn legen wir den Unterarm proniert auf den Tisch, jeder legt nun seine ganze rechte Hand (Handfläche und Finger) auf den Unterarm des Gegenübers, gerade unterhalb des Ellenbogens.

1) Die rechte Hand nimmt langsam Kontakt mit der Haut auf. Die Hand des Untersuchers ist bewegungslos. Der Untersucher „denkt Haut". Wie dick, warm, kalt, rauh oder weich ist sie? Der linke Arm wird nun supiniert, die rechte Hand des Untersuchers liegt auf der volaren Oberfläche des Unterarms in der gleichen Weise. Er analysiert die Haut und vergleicht dorsale und volare Seite des Unterarms. Wo ist die Haut dicker? Wo ist sie weicher? Wo ist sie wärmer? Es ist interessant festzustellen, daß es möglich ist, deutliche Unterschiede zwischen beiden Hautarealen zu erkennen – wenn man sich auf die Haut allein konzentriert.

2) Die rechte Hand wird nun etwas fester auf die Haut gelegt und leicht longitudinal und horizontal hin und her bewegt, um das subkutane Gewebe zu beurteilen. Wir konzentrieren uns nun auf die zweite Schicht, die Subkutis. Wie locker oder fest ist sie?

In welcher Richtung bewegt sich die Haut am leichtesten? Wie dick ist die Schicht? In dieser Gewebsschicht werden viele Befunde im Zusammenhang mit Blockierungen erhoben. Wir nehmen unsere Armbanduhren ab und fühlen eine etwas derbere Konsistenz und Verdickung des Gewebes neben dem Hautareal, über dem das Uhrarmband gelegen war. Ein ähnlicher Gewebsbefund ist im Bereich einer Blockierung tastbar.

3) Im subkutanen Gewebe wird der Verlauf von Arterien, Venen und Nerven ertastet. Wir palpieren diese Strukturen, erkennen und beschreiben sie.

4) Wir erhöhen langsam den Druck, bis wir die tiefe Faszie, welche die unter ihr liegenden Strukturen umhüllt, fühlen. Denke: „tiefe Faszie". Sie kann als weich, fest und fortlaufend beschrieben werden. Während wir die Schicht der tiefen Faszie palpieren, bewegen wir die Hand sanft horizontal über den Unterarm und erkennen Verdikkungen der Faszie, welche Septen bilden, die sich primär zwischen Muskelbündeln befinden. Die Fertigkeit, diese Muskelsepten zu erkennen, hilft uns nicht nur, einen Muskel vom anderen zu unterscheiden, sondern sie dient auch dazu, zwischen den Muskeln in die tiefer liegenden Strukturen zu gelangen.

5) Bei der Palpation durch die tiefe Faszie konzentrieren wir uns auf den darunter liegenden Muskel. Durch Konzentration werden wir in die Lage versetzt, einzelne Muskelfasern und ihre Verlaufsrichtungen zu erkennen. Während der Muskel getastet wird, öffnen und schließen beide Partner langsam ihre linke Hand und spannen die Unterarmmuskeln an. Die rechte Hand palpiert nun kontrahierenden und entspannenden Muskel. Als nächstes formen wir so hart wie möglich eine Faust und palpieren jetzt die Muskelaktivität. Was wir jetzt palpieren, ist „hypertonische" Muskulatur. Wir fühlen jetzt den Gewebsbefund ähnlich, wie er bei einer Blockierung auf muskulärer Ebene tastbar wird.

6) Wir gehen nun in der Muskelschicht langsam nach distal den Unterarm hinunter, bis wir eine Gewebsveränderung fühlen und keine Muskelfasern mehr tasten. Wir befinden uns jetzt am Muskel-Sehnen-Übergang, einer Stelle, an der ein Muskel am meisten verletzungsgefährdet ist.

7) Wir bewegen uns weiter nach distal zum Handgelenk über den Muskel-Sehnen-Übergang hinaus und palpieren eine weiche, runde, glatte Struktur, eine Sehne. Wir bemerken den Übergang von Muskel und Muskel-Sehnen-Verbindung zur Sehne.

8) Unsere palpierende Hand wandert in der gleichen Schicht weiter nach distal und ertastet eine Struktur, welche die Sehnen am Handgelenk zusammenhält. Palpiere diese Struktur. Es ist das Ligamentum transversum carpi. Was sind seine Charakteristiken? Welchen Verlauf haben seine Fasern? Wie dick ist es? Wie fest ist es? Die Ligamente im übrigen Körper fühlen sich ähnlich wie dieses an.

9) Nun kehren wir mit unserer palpierenden rechten Hand zum Ellenbogen zurück und legen unsere Mittelfinger in ein Grübchen des Ellenbogens auf der dorsalen Seite und den Daumen gegenüber auf die volare Seite, um das Radiusköpfchen zu ertasten. Wir bleiben am Knochen und „denken Knochen". Wie fest ist er? Wie ist seine Oberfläche? Wie reagiert er auf Druck?

10. Jetzt bewegen wir unseren palpierenden Daumen und Zeigefinger nach proximal, bis wir in den Gelenkspalt fallen. Unter unseren palpierenden Fingern befindet sich eine Gewebsstruktur, welche wir normalerweise nicht fühlen sollten, die Gelenkkapsel. Wir können Gelenkkapseln nur dann fühlen, wenn sie pathologisch verändert sind – und das sind sie i. allg. bei der Blockierung nicht. Einige Kollegen vertreten die Auffassung, daß eine palpable Gelenkkapsel (mit begrenzter Ausnahme am Kniegelenk) auf eine Kontraindikation für eine manuelle Therapie hinweist.

11) Daumen und Zeigefinger ruhen über dem Gelenkspalt. Der linke Unterarm wird langsam aktiv proniert und supiniert, wir fühlen einen Anschlag, die physiologische Barriere, Begrenzung des aktiven Bewegungsausschlags. Die gleiche Bewegung wird (jetzt kann nicht mehr wechselseitig, sondern es muß nacheinander untersucht werden) passiv wiederholt. Wir fühlen die anatomische Barriere – die Begrenzung der passiven Beweglichkeit. Diese Bewegungsprüfung dient der Schulung des „Endgefühls".

Wir haben also die Haut, das Unterhautgewebe, Blutgefäße, Nerven, Faszien, Muskeln, Muskel-Sehnen-Übergang, Sehne, Bänder, Knochen, Gelenkspalt, die physiologische und die anatomische Barriere gefühlt. Die gleichen Strukturen, die wir jetzt am Unterarm als Modell ertastet haben, finden wir im ganzen Körper. Übung und Erfahrung kann unsere Fähigkeit zur strukturellen Diagnostik verbessern.

Es sei noch auf die drei häufigsten Fehler bei der Palpation hingewiesen. Diese sind: Mangel an Konzentration, zuviel Druck, zuviel Bewegung.

Physiologischer, anatomischer und pathologischer Anschlag

Wir haben beim eben geschilderten Untersuchungsmodell Begriffe wie „physiologischer und anatomischer Anschlag" sowie „Endgefühl" verwendet. Wir wollen diese im folgenden erläutern.

Jeder aktive Bewegungsausschlag in einem Gelenk kann willkürlich an eine Grenze gebracht und dann passiv, etwa durch einen Untersucher, über diese hinaus an einen weiteren festeren Anschlag geführt werden. Wir bezeichnen den Endpunkt der aktiven Bewegung als physiologischen Anschlag, den Endpunkt der passiven Bewegung als anatomischen Anschlag. Die Bewegung zwischen dem physiologischen und dem anatomischen Anschlag wird durch die Dehnung oder die Elastizität der Weichteile des Gelenks ermöglicht. Kimberly (1979) hat diese Bewegungsabläufe einer Ebene des Gelenks dargestellt (Abb. 6).

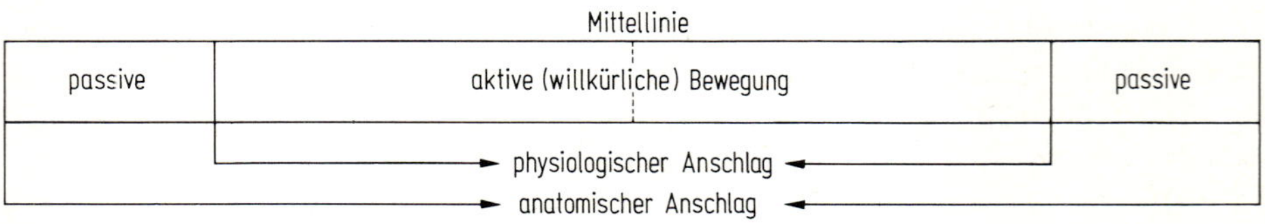

Abb. 6. Physiologischer und anatomischer Anschlag

Ein Gelenk, dessen Funktion gestört ist, leidet an einem Bewegungsverlust. Es ist dann noch ein weiterer, pathologischer Anschlag vorhanden, welcher die aktive und/ oder passive Bewegung behindert.

Diese Bewegungssperre kann verschiedene Ursachen haben, u. a. eine Blockierung. Die Blockierung kann sich überall, an jeder Stelle der physiologischen Bewegungsbahn eines Gelenks befinden.

Ein Patient mit einer Blockierung der Halswirbelsäule in bezug auf die Rotation nach rechts hält seinen Kopf nach links gedreht und kann ihn nicht bis zur Mittellinie nach rechts drehen. Es handelt sich i. allg. um akute, frische und plötzlich aufgetretene Blockierungen. Sie werden nach Kimberly wie folgt dargestellt (Abb. 7).

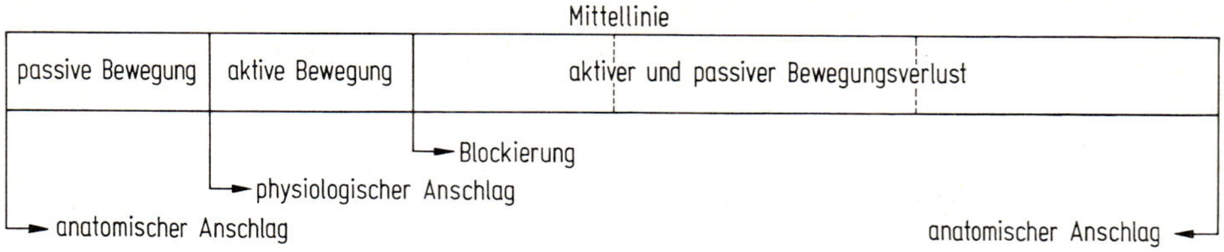

Abb. 7. Pathologischer Anschlag bei einer akuten Blockierung

Ein leichter Bewegungsverlust, wie er bei chronischen Blockierungen gefunden wird und bei dem weniger als die Hälfte des aktiven Bewegungsausmaßes verloren gegangen ist, wird wie folgt dargestellt (Abb. 8).

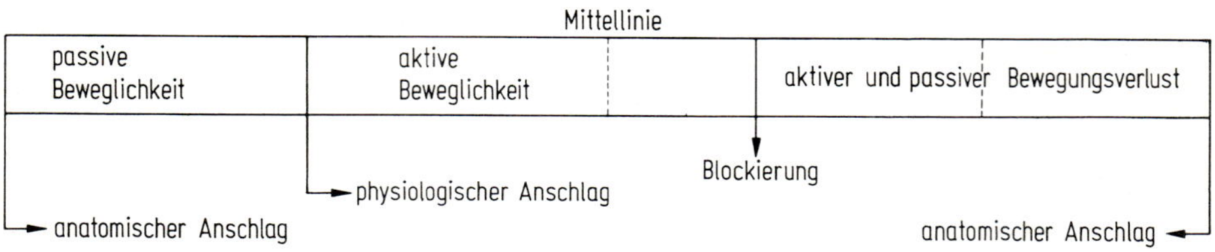

Abb. 8. Pathologischer Anschlag bei einer chronischen Blockierung

Es sei betont, daß diese Bewegungsdiagramme nur eine einzige Bewegungsebene darstellen, um z. B. den Bewegungsverlust in einem Fingergelenk zu charakterisieren. Abbildung 9 zeigt die Anwendung auf die 3 Hauptbewegungsebenen eines Wirbelsäulensegments.

Die Darstellungen nach Kimberly sind eine gute didaktische Hilfe für das Verständnis des Vorgehens bei einer manualmedizinischen Prüfung der Gelenkbeweglichkeit.

Endgefühl

Ein weiteres wichtiges Element der manualmedizinischen Diagnostik ist das Ertasten des „Endgefühls" (Cyriax 1969). Das physiologische Endgefühl variiert von Gelenk zu Gelenk. So entsteht ein weich-elastischer muskulärer Anschlag bei Ellenbogenbeugung, ein fest-elastischer ligamentärer Anschlag bei Pro- und Supination des Unterarms im Radioulnargelenk und ein hart-elastisch kartilaginär-ossärer Anschlag bei Ellenbogenstreckung.

Beim pathologischen Endgefühl tasten wir den Stop bereits vor dem physiologischen Anschlag im willkürlichen Bewegungsbereich. Er ist hart bei Knochenveränderungen, z. B. nach Verletzungen, hart-elastisch bei Narbengewebe und weich-elastisch bei verspanntem Muskelgewebe, z. B. bei Blockierungen.

Kaltenborn (1976) weist darauf hin, daß gelegentlich ein „leeres", also kein Endgefühl getastet werden kann. Dies geschieht, wenn ein Patient die Bewegung bis zum eigentlichen Gelenkstop nicht zuläßt, was bei starken Schmerzen, etwa infolge von Verletzungen oder Entzündungen, aber auch bei psychischen Störungen der Fall sein kann.

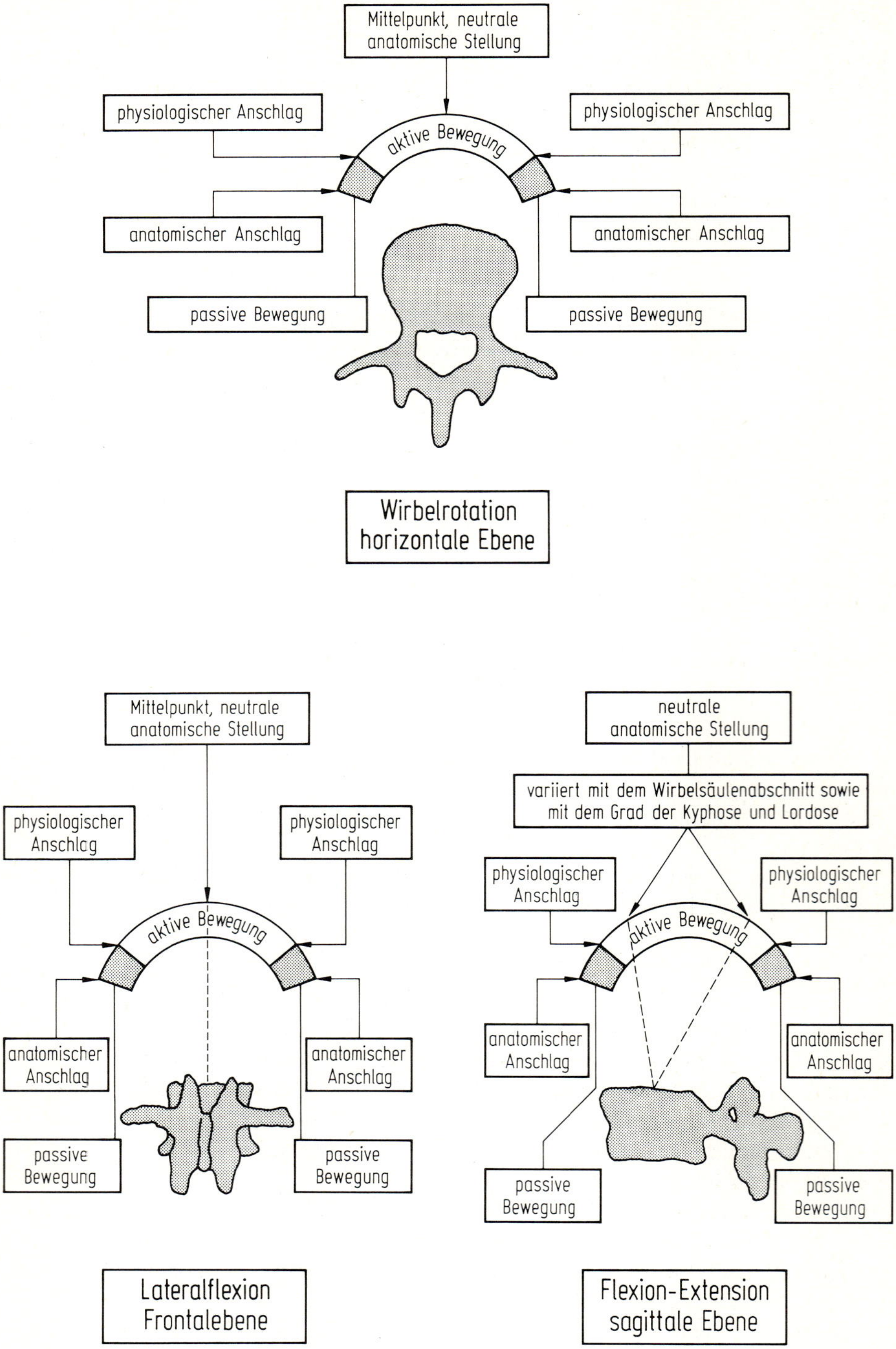

Abb. 9. Physiologischer Anschlag in der horizontalen, frontalen und sagittalen Bewegungsebene der Wirbelsäule. (Nach Kimberly)

Gelenkspiel

Zu jeder manualmedizinischen Untersuchung gehört die Beurteilung des Gelenkspiels (Menell 1952). So wie jede Schublade oder Türangel über etwas „Spiel" oder „Luft" verfügt, so besitzt das Gelenk einen paraphysiologischen Bewegungsraum. Es handelt sich hierbei um minimale Gleitvorgänge, die in Richtungen nachweisbar sind, die von der aktiven Beweglichkeit nicht erreicht, aber von außen herbeigeführt werden können. Das sei an folgendem Beispiel erläutert:

Ein einfaches Gelenk, wie das Fingergrundgelenk, kann aktiv bis zum physiologischen Anschlag gebeugt und gestreckt werden. Eine geringgradige passive Überbeugung und Überstreckung bis zum anatomischen Anschlag ist möglich. Das Gelenk kann jedoch nicht nur passiv in seine *physiologische* Richtung über den physiologischen Anschlag hinausgeführt werden, sondern auch in sog. *paraphysiologische* Richtungen.

Das Gelenk wird in Ruhestellung gehalten (Abb. 10). Der Untersucher fixiert den körpernahen Teil des Fingergrundgelenks, das Mittelhandköpfchen, und bewegt den körperfernen Teil, die Basis des Fingergrundgliedes, passiv parallel zur Tangentialebene des Gelenks. Die folgenden paraphysiologischen Gleitvorgänge sind möglich:

- Parallelverschiebung der Gelenkoberflächen gegeneinander in dorsovolarer Richtung,
- Parallelverschiebung in radioulnarer Richtung,
- Rotation um die Längsachse des Fingergrundgelenks.

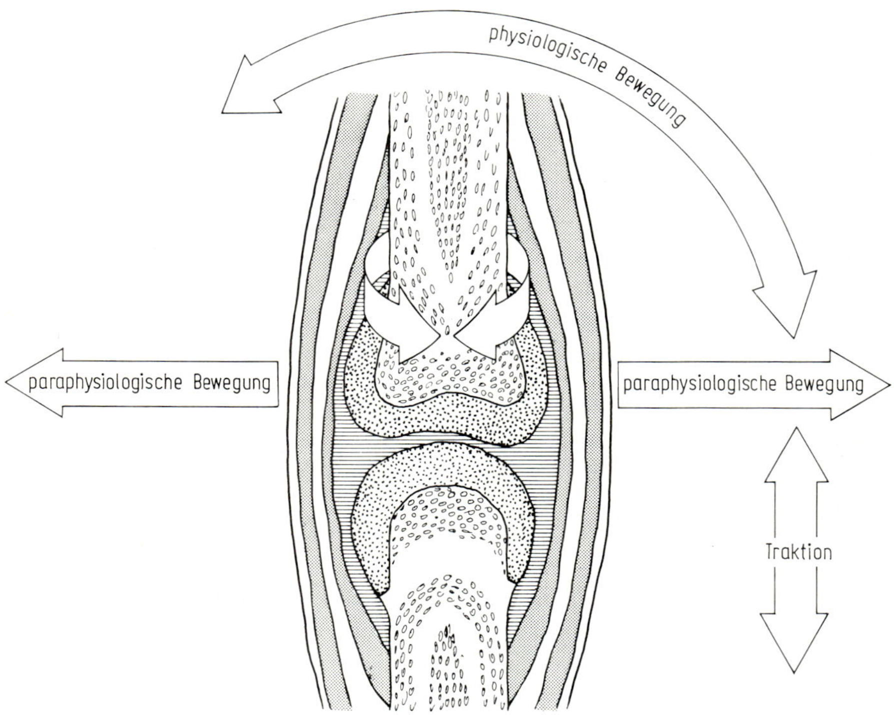

Abb. 10. Das Gelenkspiel am Fingergrundgelenk

Schließlich kann auch eine Distraktionsbewegung mit Entfernung der Gelenkoberflächen voneinander durchgeführt werden.

Das Gelenkspiel ist bei jeder Blockierung beeinträchtigt. Es gehört zu den wesentlichen Aufgaben der Manuellen Medizin, Störungen des Gelenkspiels zu erkennen und zu beheben.

Spezielle manualmedizinische Untersuchung der Wirbelsäule

Es gibt 3 Wege zur Diagnose einer Wirbelgelenksblockierung:

1) Palpation der Gelenkbeweglichkeit,
2) Palpation der lokalen segmentalen Irritation,
3) Palpation der peripheren segmentalen Irritation.

Es gibt Untersucher, die ausschließlich mit der Palpation der Gelenkbeweglichkeit arbeiten (Stoddard 1970), andere stellen die Diagnose über die lokale (Sell 1969) oder periphere (Brügger 1977; Sutter 1975) Gewebsreaktion. Es hat sich bewährt, mehrere Untersuchungstechniken zu beherrschen und sie in schwierigen Fällen miteinander zu vergleichen.

Palpation der Gelenkbeweglichkeit

Der untersuchende Finger liegt über dem Gelenk- oder Dornfortsatz des zu untersuchenden Segments und prüft direkt Qualität und Ausmaß der Bewegung. Mit der anderen, freien Hand führt der Untersucher den Patienten in die zu prüfenden Richtungen.

Halswirbelsäule

Bewegungsprüfung C 0/1: Bei Seitneigung tritt der gleichseitige Querfortsatz des Atlas zwischen Warzenfortsatz und aufsteigendem Kieferast hervor. Es ist darauf zu achten, daß nicht die gesamte Halswirbelsäule zur Seite geneigt wird, sondern, daß eine Art Nickbewegung zwischen Atlas und Okziput stattfindet.

Zwischen Atlas und Okziput ist nur eine geringfügige Rotation möglich. Die Halswirbelsäule wird ausrotiert, bis die Bewegung am Querfortsatz des Atlas ankommt. Durch weiteres leichtes Federn des Kopfes in die Rotation hinein wird die Bewegung zwischen Atlas und Okziput geprüft. Wir fühlen, wie sich z. B. bei Linksrotation der rechte Warzenfortsatz etwas dem gleichseitigen Querfortsatz des Atlas nähert.

Bewegungsprüfung C 1/2: Bei Rotation des Kopfes folgt der Dornfortsatz C 2 erst ab 20–30° Bewegung, sofort bei Blockierung.

Bewegungsprüfung C 2–C 7: Der palpierende Finger liegt dorsolateral über den Gelenkfacetten zweier benachbarter Wirbel. Die Fingerkuppe ruht über dem Gelenkspalt. Die andere Hand führt Kopf und Halswirbelsäule kranial des zu untersuchenden Wirbels in – entsprechend der Richtung, welche geprüft wird – Rotation, Seitneigung, Vorwärts- und Rückwärtsneigung.

Eventuelle Einschränkungen einer Bewegungsrichtung sowie Qualitätsänderungen werden notiert. Die Untersuchung der Halswirbelsäule kann im Sitzen oder in Rückenlage erfolgen.

Brustwirbelsäule

In der Praxis wird als erstes der „*Federtest*" zur zeitsparenden Orientierung durchgeführt. Er zeigt an, ob in den einzelnen Segmenten „etwas los ist". Der Patient befindet sich in Bauchlage. Es ist wichtig, erst in eine Vorspannung zu gehen und aus dieser heraus den federnden Druck zu steigern!

Federtest – Variante A: Zeige- und Mittelfinger der einen Hand liegen über den zu untersuchenden Wirbelgelenken, die andere Hand liegt flach auf den Fingerkuppen der tastenden Finger und übt einen federnden Druck aus.

Federtest – Variante B: Daumen und Zeigefinger der untersuchenden Hand umfassen den Dornfortsatz des zu untersuchenden Wirbels und üben einen federnden Druck von dorsokaudal nach ventral-kranial (nicht direkt nach ventral) aus.

Bewegungsprüfung der Segmente Th 1–12

Der Patient sitzt und ruht mit einer Schulter an der Brust des Untersuchers, dessen freie Hand den ganzen Oberkörper des Patienten in die zu untersuchenden Richtungen führt. Der palpierende Finger liegt zwischen den Dornfortsatzspitzen zweier benachbarter Wirbel. Es werden die folgenden Normalbefunde erhoben:

Rotation – der kraniale Dornfortsatz dreht sich über den kaudalen hinweg.

Seitneigung – „Knickbildung" zwischen den Dornfortsatzspitzen der benachbarten Wirbel.

Vorwärtsbeugung – Vergrößerung des Abstands zwischen den Dornfortsatzspitzen zweier benachbarter Wirbel.

Rückwärtsbeugung – Verkleinerung des Abstands zwischen den Dornfortsatzspitzen zweier benachbarter Wirbel.

Rippengelenke

Der Federtest wird in Bauchlage des Patienten durchgeführt. Der Daumen der untersuchenden Hand wird längs der Rippe in den Interkostalraum gelegt, die andere Hand federt den Daumen und die zu untersuchende Rippe von kranial nach kaudal. Die Schulterblätter müssen durch seitliches Herabhängen der Arme möglichst nach lateral gezogen werden.

Die Untersuchung der 1. Rippe erfolgt im Sitzen. Das Köpfchen des 2. Mittelhandknochens ruht zwischen Trapeziusrand und Schlüsselbein über dem Rippenköpfchen, welches tangential zum Gelenkspalt nach ventromedial gefedert wird.

Bewegungsprüfung der Rippengelenke

Sie erfolgt bei maximal nach kranial erhobenem Arm entweder im Sitzen (die oberen 5 Rippen) oder in Rückenlage (die unteren 7 Rippen). Der tastende Finger liegt im Zwischenrippenraum, bei den oberen 5 Rippen in Höhe der Mamillarlinie und bei den unteren 7 Rippen in Höhe der Axillarlinie. Der Patient wird zum maximalen Ein- und Ausatmen aufgefordert. Der Arm der zu untersuchenden Seite wird, den Atemzug unterstützend, über den Kopf gezogen. Der untersuchende Finger fühlt beim Ein- und Ausatmen die Erweiterung und Verschmälerung des Zwischenrippenraums, welche bei einer Blockierung fehlt. Man differenziert zwischen Einatmungsblockierung und Ausatmungsblockierung. Die Blockierung einer einzelnen Rippe hemmt die Atemfunktion der ganzen Thoraxhälfte. So können geübte Beobachter bei einem in Bauch- oder Rükkenlage tief atmenden Patienten sehen, ob die eine Thoraxhälfte „hängt" oder nicht (Lewit 1977, Greenman 1979 b).

Lendenwirbelsäule

Federtest in Bauchlage des Patienten. Daumen und Kleinfingerballen der untersuchenden Hand liegen über den beiden Gelenken des zu untersuchenden Segments und üben bei gestrecktem Ellenbogen aus der Schulter heraus einen federnden Druck aus.

Bewegungsprüfung L 1–L 5

Seitlage des Patienten. Der untersuchende Finger ruht zwischen den Dornfortsätzen zweier benachbarter Wirbel.

Prüfung der Rotation. Der oben liegende Fuß des Patienten wird unter Beugung von Hüft- und Kniegelenk an die Wade des unten liegenden Beins geführt. Nun dreht die freie Hand das Becken so weit, bis die Rotation bei dem zu untersuchenden Segment ankommt. Der palpierende Finger fühlt, ob sich der kaudal gelegene Dornfortsatz über den kranial gelegenen hinwegdreht.

Prüfung der Seitneigung. Hüft- und Kniegelenke des Patienten sind um jeweils 90° gebeugt. Die freie Hand des Untersuchers umfaßt die Füße des Patienten in der Knöchelgegend und hebt die Beine mit dem Becken nach lateral-kranial an. Die Oberschenkel des Patienten ruhen auf einem Oberschenkel des Untersuchers. Die palpierende Hand fühlt eine „Knickbildung“ zwischen den Dornfortsätzen.

Prüfung der Vorwärtsbeugung. Hüft- und Kniegelenk des Patienten sind gebeugt. Die freie Hand des Untersuchers umfaßt die Oberschenkel des Patienten und führt über das Becken eine Beugung in die Lendenwirbelsäule hinein. Der palpierende Finger fühlt ein Auseinandergehen der Dornfortsätze.

Prüfung der Rückwärtsbeugung. Der Untersucher umfaßt die Oberschenkel, schiebt das Becken des Patienten nach dorsal und retroflektiert hierdurch die Lendenwirbelsäule. Der palpierende Finger fühlt eine Verschmälerung des Abstands zwischen den Dornfortsätzen.

Iliosakralgelenke

Da die Beweglichkeit der Kreuzdarmbeingelenke nur wenige Millimeter beträgt, ist eine mechanische Funktionsprüfung hier wesentlich schwieriger durchzuführen als in den anderen Gelenken der Wirbelsäule. Man wird häufig mehrere Tests durchführen und gegeneinander vergleichen müssen.

Wir prüfen die Gelenkfunktion zunächst mit Hilfe der Federtests. Diese können auf verschiedene Weise ausgeführt werden:

1) Bauchlage des Patienten. Der palpierende Finger liegt über dem Kreuzdarmbeingelenk, gleichzeitig auf Kreuzbein und Spina iliaca posterior superior.

Die freie Hand federt das kaudale Ende des Kreuzbeins nach ventral.

Es wird geprüft, ob eine Bewegung zwischen Kreuzbein und Spina iliaca posterior superior stattfindet.

2) Bauchlage des Patienten. Der palpierende Finger liegt an der gleichen Stelle wie eben beschrieben. Die freie Hand umfaßt die Darmbeinschaufel von vorn und führt eine vibrierende Bewegung aus. Bei intakter Beweglichkeit wird ein Teil der Vibration vom Kreuzdarmbeingelenk „verschluckt“. Bei einer Blockierung federt das Kreuzbein im gleichen Ausmaß wie das Darmbein.

3) Rückenlage des Patienten. Der palpierende Finger ruht wieder an der gleichen Stelle. Die freie Hand adduziert den um 90° im Hüftgelenk gebeugten Oberschenkel

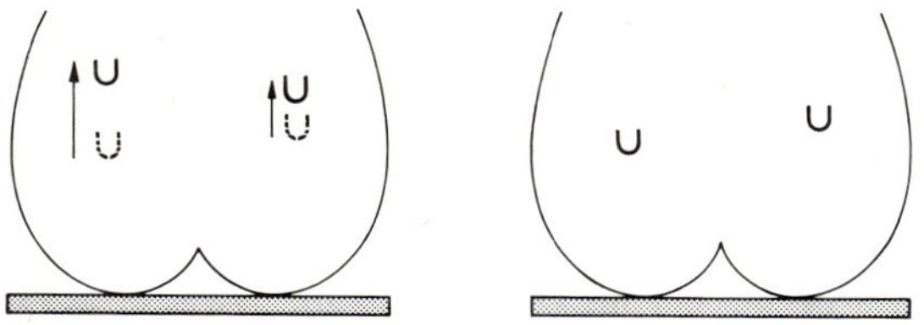

Abb. 11. Das Vorlaufphänomen. (Nach Maigne)

und drückt ihn mit leicht federnder Bewegung nach dorsal-medial. Es wird geprüft, ob eine Bewegung zwischen Kreuzbein und Spina iliaca posterior superior stattfindet.

Diese Untersuchungstechnik ist in der Praxis häufig nicht ausreichend, zumal das „Federn" der Kreuzdarmbeingelenke starken individuellen Schwankungen unterworfen ist. Eine relativ zuverlässige Auskunft über die Funktion der Kreuzdarmbeingelenke gibt das *Vorlaufphänomen* (Abb. 11). Es kann im Stehen und im Sitzen geprüft werden. Die Untersuchung im Sitzen ist jedoch genauer, da hier die ischiokrurale Muskulatur ausgeschaltet wird, welche bei einseitiger Verkürzung das Untersuchungsergebnis beeinträchtigt. Der Patient muß auf einem festen Stuhl sitzen und mit beiden Fußsohlen den Fußboden berühren. Bei einer Blockierung ist die Bewegung im Kreuzdarmbeingelenk eingeschränkt oder aufgehoben. Beim Bücken nach vorn wird also die blokkierungsseitige Spina iliaca posterior superior vom Kreuzbein um das Maß der fehlenden Gelenkbeweglichkeit weiter nach kranial geführt als auf der Gegenseite. So kann eine auf der Seite der Blockierung zunächst auf gleicher Höhe oder gar kaudal stehende Spina iliaca posterior superior beim Beugen der Lendenwirbelsäule nach vorn und weiter kranialwärts wandern als die gegenseitige Spina iliaca posterior superior, sie „überholt" die gegenseitige Spina, sie „läuft" vor.

Das Vorlaufphänomen kann auch in Rückenlage geprüft werden. Es kann mit gestreckten oder gebeugten Kniegelenken (Ausschaltung der Oberschenkelstrecker) durchgeführt werden. Der Patient liegt flach auf dem Rücken und wird aufgefordert, sich aufzusetzen. Das Aufsetzen muß 3mal wiederholt werden, damit sich der Patient auf dem Tuber ossis ischii „einpendeln" kann. Fehlt die Gelenkfunktion in einem der Kreuzdarmbeingelenke, so wird das Bein auf der Seite der Blockierung scheinbar länger, was Derbolowsky (1976) als variable Beinlängendifferenz beschrieben hat.

Differentialdiagnostisch muß die *reflexbedingte Beckenverwringung* ausgeschlossen werden. Hierbei ist das Vorlaufphänomen zunächst positiv, wird aber nach 20 s negativ, da hier die Kreuzdarmbeingelenke nicht blockiert sind. Die Ursache einer reflexbedingten Beckenverwringung ist ein asymmetrischer Muskeltonus, der durch eine Blokkierung der Kopfgelenke, gelegentlich auch durch eine Blockierung in den Segmenten L 1 oder L 2, ausgelöst werden kann (Gutmann 1968).

Palpation der lokalen segmentalen Irritation

In der Umgebung funktionsgestörter Wirbelgelenke sind regelmäßig Änderungen in der Gewebsspannung tastbar, die von Sell (1969) als *segmentale Irritationspunkte* bezeichnet werden. Man fühlt etwa linsen- bis erbsengroße Gewebsverhärtungen, die vom Patienten als druckschmerzhaft empfunden werden. Ausnahme: In den Segmenten Th 10–L 1 sind bei gleicher Schmerzangabe Auflockerungen des Gewebes tastbar. Durch provozierende Rotationen, Seitneigungen, Ante- und Retroflexion der Wirbelsäule in die pathologische (blockierte) Richtung, verstärken sich Schmerzangabe und

Palpationsbefund, während in der entgegengesetzten, freien Richtung keine nennenswerte Änderung oder gar eine Besserung des Gewebsbefundes eintritt. Die Behandlungsrichtung wird also bei der Diagnosestellung sofort festgelegt (Dietzel 1978).

Halswirbelsäule

C 0–C 7. Stellung des Patienten: Auf dem Behandlungstisch sitzend oder in Rückenlage. Stellung des Untersuchenden: Vor dem Patienten stehend oder am Kopfende des Patienten sitzend. Im Sitzen ruht der Kopf des Patienten völlig entspannt in der Nulllage an der Brust des Untersuchenden

Nullage heißt, der Processus mastoideus bildet mit der Kaufläche der Prämolaren des Oberkiefers eine Waagerechte. Bei Rückenlage des Patienten ragt der Kopf über den Kopfteil des Behandlungstisches hinaus und ruht auf den Knien des sitzenden Untersuchenden.

Die lokale segmentale Irritation wird mit dem Zeige- oder Mittelfinger direkt über den Gelenkfacetten von dorsal durch die oberflächliche Muskulatur hindurch palpiert. Die Irritationszone des Altas' wird durch die oberflächliche Muskulatur hindurch über dem Atlasbogen ertastet.

Es ist eine, von Sell (1969) beschriebene Besonderheit, daß sich die segmentale Irritation in den Ansätzen der oberflächlichen Nackenmuskulatur (M. splenius capitis und M. splenius cervicis) an der Hinterhauptsschuppe findet.

Die Mittelfingerkuppen beider Hände schieben in einer supinierenden Bewegung das Gewebe im Bereich des Processus mastoideus beiderseits gegen denselben. Bei einer funktionellen Störung von C 7 wird eine segmentale Irritation in Form einer bleibstiftminen-dicken von cranial nach kaudal verlaufenden Gewebsverspannung getastet, welche auf die obengenannten provozierenden Bewegungen reagiert.

Um eine segmentale Irritation von C 6 zu diagnostizieren, werden die Fingerkuppen um ca. 1 Querfinger nach medial versetzt und der gleiche palpatorische Vorgang an der linea nuchae wiederholt. In gleicher Weise wird der palpierende Finger jeweils im Abstand von 1 Querfinger nach medial versetzt, um Aussagen über die Irritationszonen C 5–C 2 zu erhalten. Die beiden Fingerkuppen treffen sich am diagnostischen Aussagepunkt von C 2 beiderseits etwas unterhalb der Protuberantia occipitalis.

Die Irritaionszone C 1 liegt kaudal von C 2, sie wird mit einer pronatorischen Bewegung der Fingerkuppen suboccipital getastet.

Brust- und Lendenwirbelsäule

Th 1–Th 4. Stellung des Patienten: Bauchlage auf dem Flachtisch. Stellung des Untersuchenden: Seitlich rechts und links, sitzend oder stehend.

2 Querfinger lateral der Dornfortsatzreihe wird mit den gewohnten Fingerkuppen ein Druck schräg transversal durch die Muskulatur in Richtung der unteren kleinen Wirbelgelenke ausgeübt. Im Bereich von Th 3 und Th 4 sind es beiderseits die Musculi rhomboidei, im Bereich Th 1 und Th 2 der M. trapecius. Diagnostisch irreführende schmerzhafte Myogelosen in den Muskeln sind unbedingt zu umgehen.

Th 5–Th 9. Stellung des Patienten: Bauchlage auf dem Flachtisch. Stellung des Untersuchenden: Seitlich rechts und links, sitzend und stehend.

Die gewohnten beiden Fingerkuppen im Abstand von 1 Querfinger schieben mit leichtem Druck, lateral vom Angulus costae beginnend, den M. longissimus dorsi und den M. iliocostalis thoracis jeweils in den benachbarten Zwischenrippenräumen nach medial und benutzen die Rippe dazwischen als Leitschiene. In dieser Phase ist es angebracht, aufzustehen und den Druck nach ventral zu verstärken. Vom tiefsten Punkt im Interkostalraum folgt erneut ein Schub nach medial so weit wie möglich. Die Bewegung der untersuchenden Fingerkuppen ist also Z- oder treppenförmig.

Th 10–L 1. Stellung des Patienten: Bauchlage auf dem Flachtisch. Stellung des Untersuchenden: Seitlich sitzend, rechts und links.

Mit den Fingerkuppen der im Endgelenk überstreckten Mittelfinger wird seitlich vom lateralen Rand des M. erector trunci ein stetiger Druck schräg transversal unter den genannten Rückenmuskeln in Richtung der jeweiligen Wirbelgelenke ausgeübt. In diesem Bereich sind die Rippen wegen ihrer Nachgiebigkeit nicht als Leitschienen zu verwenden. In der Endstellung der tastend-drückenden Fingerkuppen ergibt sich eine Merkwürdigkeit: Als Ausdruck einer segmentalen Irritation findet man gegenüber dem normalen Tastbefund in der Regel eine gleich schmerzhafte Gewebsauflockerung.

L 2–L 4. Stellung des Patienten und des Untersuchenden wie bei L 1. Außerdem ist die Möglichkeit der Untersuchung auch in beiden Seitlagen gegeben.

Man sucht mit den Kuppen des III. und IV. Fingers das Trigonum lumbale zwischen Beckenkamm und Rippenrand, lateral des M. latissimus dorsi, und drückt mit beiden Händen gleichzeitig oder wechselweise in die Richtung der Procc. costotransversarii der Lendenwirbelsäule.

Bei Druck in der Horizontalen erfaßt man eine segmentale Irritation im Bereich von L 3, mit schräg nach abwärts gerichteten Fingerkuppen eine solche von L 4, mit schräg nach aufwärts gerichteten Fingerkuppen eine solche von L 2 (Fächerdiagnostik – Sell 1969).

L 5. Stellung des Patienten: Bauchlage auf dem Flachtisch oder Reitersitz. Stellung des Untersuchenden: Seitlich stehend oder hinter dem Patienten sitzend.

1–1 ½ Querfinger kranial der Dornfortsatzspitze von L 5 und 2 Querfinger lateral der Dornfortsatzreihe wird ein Druck – abwechselnd oder gleichzeitig – mit den im Endgelenk überstreckten Mittelfingerkuppen etwas schräg abwärts in Richtung der unteren kleinen Wirbelgelenke ausgeübt; in Bauchlage ist es auch von der Kopfseite des Patienten her möglich. Unter gleichmäßigem Druck bleibt die Fingerkuppe auf der Seite der stärksten palpatorischen Induration und Schmerzangabe des Patienten, während die andere, frei gewordene Hand zur Funktionsdiagnostik den Oberkörper des Patienten durch Griff am jeweiligen Oberarm wechselweise nach rechts und nach links passiv rotiert. Jede aktive Mitbewegung des Patienten sollte unterbleiben. Beim sitzenden Patienten dagegen dreht der Patient aktiv den Oberkörper nach rechts und nach links.

Iliosakralgelenke

Stellung des Patienten: In Bauchlage. Stellung des Untersuchenden: Am Fußende des Patienten stehend.

Die Inspektion zeigt, daß der M. glutaeus maximus auf der Seite der Blockierung abgeflacht ist. Lateral der Spina iliaca posterior superior der gleichen Seite ist eine pfennig- bis markstückgroße Gelose tastbar, die vom Patienten als druckempfindlich bezeichnet wird. Im M. tensor fasciae latae der Gegenseite einer Blockierung sind Gelosen und ein Hypertonus tastbar.

Wirkt man durch Zug am Bein der blockierten Seite bei gleichzeitigem Druck auf den kaudalen Teil des Kreuzbeins (Aufrichten eines in die Kurve gegangenen Flugzeugs) der funktionellen Fehlrelation zwischen Kreuz- und Darmbein entgegen, wird die im M. glutaeus maximus tastbare Gelose kleiner und weniger druckempfindlich. Durch ein umgekehrtes Manöver – Zug am Bein der Gegenseite und Druck auf die Kreuzbeinbasis der blockierten Seite – wird die Gelose größer und vermehrt druckempfindlich (Provokationstest).

Die Dysfunktion eines Kreuzdarmbeingelenks kann aber nicht nur Verspannungen, Tendomyosen und Gelosen der Glutäalmuskulatur und im M. tensor fasciae latae verursachen, sondern auch in den Oberschenkelstrecken und in einem Teil der Adduktoren. Daraus ergeben sich weitere Zeichen für die Blockierung eines Kreuzdarmbeingelenks.

Beim *Pseudo-Lasègue* klagt der Patient über Schmerzen an der Streckseite des Oberschenkels bis zur Kniekehle, die durch Anheben des Beins verstärkt werden. Im Gegensatz zum echten Lasègue schießt der Schmerz nicht plötzlich ein, sondern wird allmählich verstärkt. Der Bragard ist negativ, motorische Ausfälle fehlen. Die Reflexe reagieren normal.

Bei der Prüfung des *Abduktionsphänomens* liegt der Patient auf dem Rücken. Der Fuß des zu untersuchenden Beins wird an die Medialseite des gegenseitigen Knies gesetzt, der Oberschenkel maximal abduziert. Besteht eine Blockierung, so ist die Abduktion durch eine Verspannung der Adduktoren häufig (nicht regelmäßig!) eingeschränkt. Differentialdiagnostisch muß ein Hüftleiden ausgeschlossen werden, bei dem die Abduktionsbehinderung ebenfalls nachweisbar ist.

Auf der Seite des blockierten Kreuzdarmbeingelenks ist häufig, nicht regelmäßig, der M. iliacus als druckempfindlicher Wulst an der Innenseite der Beckenschaufel tastbar. Der *Iliacuswulst* kann Unterbauchbeschwerden verursachen und eine Blinddarmreizung oder Ovarialerkrankung vortäuschen.

Palpation der peripheren segmentalen Irritation

Die periphere segmentale Irritation wird über den ventralen Ast des Spinalnerven ausgelöst. Über sie ist eine präzise Diagnosestellung in bezug auf Höhe des Segments und Richtung einer Blockierung nicht möglich. Sie hat den Wert eines Hinweiszeichens. Wir erwähnten bereits die von Hansen u. Schliack (1962) beschriebenen Kennmuskeln. So sollte man z. B. bei einer Epicondylitis radialis auch an eine Funktionsstörung des Segments C 6 denken.

Nicht unerwähnt bleiben sollen die „Muskelketten" von Brügger (1977) und die spondylogenen Reflexsyndrome nach Sutter (1975).

Röntgenuntersuchung

Gutmann hat sich am intensivsten mit der Röntgendiagnostik an der Wirbelsäule unter manualmedizinischen Gesichtspunkten befaßt. Aufbauend auf Arbeiten von Palmer (1933) und Sandberg (1955) hat er Grundregeln für die Aufnahmetechnik der Halswirbelsäule und der Lenden-Becken-Hüft-Region (LBH-Region; Gutmann 1975 a) und ihre Auswertung unter funktionellen Gesichtspunkten entwickelt. Die Röntgenuntersuchung der Wirbelsäule ist ein Teil der Gesamtuntersuchung. Sie hat die Aufgabe

a) Kontraindikationen (z. B. entzündliche oder destruierende Prozesse sowie Traumen) aufzudecken und
b) die Funktion der Wirbelsäule im Stehen, Sitzen und Liegen darzustellen.

Das Röntgenbild für sich allein kann niemals die Diagnose „Blockierung" liefern.

Das Ergebnis einer manuellen Behandlung ist – außer evtl. auf Bewegungsaufnahmen (Arlen 1979) – auf dem Röntgenbild nicht erkennbar.

Außer der Bewegung hat die Wirbelsäule noch 3 andere Funktionen, nämlich eine Halte- und Tragefunktion im Rahmen der Statik und eine Schutzfunktion gegenüber den der Wirbelsäule anvertrauten nervalen und vasalen Strukturen (Neurosymbiose der Wirbelsäule nach Kuhlendahl 1970). Alle 3 Funktionen lassen sich röntgenologisch darstellen, und zwar in einer absolut reproduzierbaren, vergleichbaren Weise. Eine Voraussetzung dafür ist, daß die von Gutmann angegebene Aufnahmetechnik genau eingehalten wird.

Das Ziel dieser Aufnahmetechnik ist folgendes:

a) Darstellung der individuellen Neutralhaltung,
b) Darstellung dieser Haltung unter dynamischen Gesichtspunkten, d. h. unter Einwirkung der Gegenkräfte, der Schwerkraft und der Muskulatur,
c) Reproduzierbarkeit und damit Vergleichbarkeit der erhobenen Befunde,
d) Analysierbarkeit.

Aufnahmetechnik

Das Optimum ist die Ganzaufnahme im Stehen. Falls diese aus technischen Gründen nicht möglich ist, wird der sog. Minimalstatus empfohlen:

a) Halswirbelsäule in Sandberg-Technik,
b) Lendenwirbelsäule in LBH-Technik nach Gutmann.

Grundregeln der Aufnahmetechnik:

a) gleiche Ausgangsbasis der Wirbelsäule (im Stehen, Sitzen und Liegen),
b) Orientierung des Kopfes.

Halswirbelsäule (a.-p.)

(Format der Röntgenplatte: 18 · 24 cm, aufrecht)

Der Patient sitzt auf dem Röntgentisch. Die Längsfalte des Gesäßes und die Innenknöchel beider Beine liegen auf der Mittellinie des Tisches. Um auf den Tuber ossis ischii „eingependelt" zu werden, wird der Patient 3mal hingelegt und wieder aufgesetzt, bevor er endgültig liegenbleibt. Der Kopf wird sich evtl. in eine Fehlhaltung hineinlegen. Die Fehlhaltung (auch die spontan erfolgende Rotation) wird nicht korrigiert. In der horizontalen Ebene werden Oberlippe und Stirn mit Hilfe eines Lineals parallel zum Röntgentisch gelegt.

Der Zentralstrahl läuft 1 cm kaudal der Prämolaren und 1 cm kaudal der Protuberantia occipitalis externa; Aufnahmeabstand 1,5 m. Als Hilfe für das Einstellen des Zentralstrahls wird eine Schnur von der Röntgenröhre zur Protuberantia occipitalis externa geführt. Der Zentralstrahl folgt dieser Schnur, ein Neigungswinkel der Röhre muß also nicht angegeben werden.

Die a.-p.-Aufnahme ist optimal, wenn:

- Septum nasi, obere und untere Schneidezähne, Dens axis und 7. Halswirbelkörper eine Linie bilden,
- die Warzenfortsätze die Unterkieferäste gleichmäßig schneiden.

Seitaufnahme der Halswirbelsäule

(Format der Röntgenplatte: 18 · 24 cm, aufrecht)

Der Patient sitzt frei vor einem Wandstativ, er fixiert einen Punkt in Augenhöhe. Die Kopfhaltung darf nur im Sinne der Rotation und Seitneigung korrigiert werden. Der Zentralstrahl trifft das Ohrläppchen und die Teilungslinie zwischen oberen $^1/_3$ und unteren $^2/_3$ der Röntgenplatte.

Die Seitaufnahme ist optimal, wenn

- sich die beiden Kieferwinkel decken,
- Sella turcica, harter Gaumen und Th 1 sichtbar sind,
- der harte Gaumen horizontal steht.

Lenden-Becken-Hüft-Region (a.-p.)

(Format der Röntgenplatte: 30 · 40 cm, aufrecht)

Der Patient steht mit dem Rücken zur Bucky-Blende. Für die Beurteilung der Gesamtstatik ist die Bestimmung von Kopf- und Basislot wichtig.

Basislot: Es entspricht der Mitte der Röntgenplatte. Von der Mitte der Röntgenplatte wird eine Senkrechte zum Boden gefällt und durch eine parallel zu den Füßen verlaufende Linie markiert. Die Füße befinden sich parallel rechts und links von dieser so gefundenen Linie.

Kopflot: Das Kopflot wird von der Protuberantia occipitalis externa gefällt und durch eine Bleischnur, welche vor der Röntgenplatte verläuft, gekennzeichnet. Der Zentralstrahl zielt auf den Beckenkamm.

Die Aufnahme LBH a.-p. ist optimal, wenn sie

- Th 12, beide Hüftköpfe und die Symphyse darstellt und wenn Kopflot und Basislot übereinstimmen.

Seitaufnahme der Lenden-Becken-Hüft-Region

(Format der Röntgenplatte: 20 · 40 cm, aufrecht)

Der Patient steht mit seiner linken Körperseite dicht an der Bucky-Blende, die Hände werden überkreuzt auf die Schultern gelegt (Pharaohaltung), um die Wirbelsäule nicht zu überdecken.

Das Basislot (Plattenmitte) wird 3,5–4 cm vor dem Außenknöchel, bzw. 1 cm vor dem Innenknöchel errichtet.

Das Kopflot (Bleischnur) wird vom Porus acusticus externus, bzw. dem Ohrläppchen gefällt.

Der Zentralstrahl zielt zwischen Beckenkamm und Trochanter. Er trifft die Röntgenplatte exzentrisch zwischen oberen $^2/_3$ und unterem $^1/_3$.

Die Aufnahme LBH seitlich ist optimal, wenn sie

- Th 12 und das ganze Kreuzbein darstellt.

Röntgenologische Normalbefunde bei der Gutmann-Technik

Die hier gegebenen Richtlinien können nur eine allererste Einführung in die funktionsdynamische Röntgendiagnostik sein.

Eine Auswertung der Röntgenaufnahmen ist nur unter Zuhilfenahme von Millimetermaß, Winkelmesser und Zirkel exakt möglich. Die von Gutmann (1975a; 1982) angegebenen Parameter sind zu berücksichtigen.

Halswirbelsäule (a.-p.)

Hauptbezugspunkte sind die Kondylen und die Kondylensenkrechte. Der Abstand der Massa lateralis vom Dens axis interessiert nicht.

Unter normalen Bedingungen, wobei Asymmetrien und anatomisch-morphologische Varianten zu berücksichtigen sind, werden die folgenden Parameter gemessen:

- Kondylen des Okziput und Unterkante des Atlas laufen parallel.
- Länge und Neigungswinkel der Atlas-Axis-Gelenkflächen müssen symmetrisch sein.
- Die inneren Begrenzungen der Bogenwurzel müssen senkrecht unter dem lateralen Rand des Foramen occipitale magnum stehen.
- Das Foramen costotransversarium muß beiderseits in der Axis gleich gut zu sehen sein.
- Kondylen-Atlas-Gelenkflächen müssen gleiche Form und Länge haben.

Halswirbelsäule (seitlich)

- Die Spitze des Dens axis muß sich unter dem Clivus befinden.
- Die Spitze des Dens darf nicht weiter als 2 cm über die McGregor-Linie ragen; wenn mehr, handelt es sich um eine basilare Impression (McGregor: Unterrand harter Gaumen – Hinterhauptschuppe).
- Die Gelenkflächen von Dens und vorderem Atlasbogen müssen parallel laufen.
- Der hintere Atlasbogen steht in der Mitte zwischen Okziput und C 2.
- Vorder- und Hinterkanten der Wirbelkörper bilden einen harmonischen Bogen.
- Der äußere Gehörgang soll nicht vor der Vorderkante des 7. Halswirbelkörpers liegen.

Lenden-Becken-Hüft-Region (a.-p.)

- Das Kopflot befindet sich in der Plattenmitte,
- Hüftkopf und Beckenkammlinie liegen horizontal.

Lenden-Becken-Hüft-Region (seitlich)

- Das Kopflot liegt in der Plattenmitte,
- die Hüftkonturen überlagern sich,
- der thorakolumbale Übergang steht hinter dem lumbosakralen Übergang.

Die pathologischen Befunde werden im Rahmen dieses Buches nicht beschrieben. Es sei auf das Buch von Gutmann (1982) verwiesen.

Manualmedizinische Untersuchung der Extremitätengelenke

Für die allgemeine manuelle Untersuchung der Extremitätengelenke gelten die gleichen Prinzipien wie an der Wirbelsäule. Das Hauptgewicht liegt hier jedoch auf der mechanischen Bewegungsprüfung, der Beurteilung des Gelenkspiels und des Endgefühls.

Die nervös-reflektorischen Auswirkungen einer reversiblen Funktionsstörung spielen an den Extremitätengelenken für die Diagnostik – nicht für Symptomatik und Therapie – eine geringere Rolle als an der Wirbelsäule.

Die Beschreibung der speziellen manualmedizinischen Untersuchung der einzelnen Extremitätengelenke würde den Rahmen dieser Monographie sprengen. Es sei auf die Bücher von Sachse (1977) und Lewit (1977), v.a. auf die Broschüre von Kaltenborn (1976), welche in einer Reihe von Ländern den praktischen Kursen zugrunde gelegt wird, hingewiesen.

Manuelle Therapie

Die manuelle Therapie umfaßt die manuellen Behandlungstechniken, die zur Behebung reversibler Funktionsstörungen an Wirbelsäule und Extremitäten dienen.

Die manuelle Therapie ist keine „Pack- und Knackmethode". Sie besitzt ein ganzes Arsenal von differenzierten Techniken, die je nach Indikation eingesetzt werden.

Es gibt:

1) Weichteiltechniken
2) Mobilisationstechniken
   a) passiv
   b) aktiv
      - Muskelenergietechnik
      - Funktionelle Techniken (z. B. Neutralpunktmethode)
      - Augenmuskeltechnik
      - Atemtechnik
3) Manipulationstechniken

Die manuelle Therapie erfordert eine enge Zusammenarbeit von Arzt, Krankengymnast/in und Patient. Der Arzt stellt die Diagnose, erarbeitet den Therapieplan und führt die auf seinem Gebiet erforderlichen Maßnahmen durch. In Zusammenarbeit mit dem Arzt können entsprechend ausgebildete Krankengymnasten/innen Weichteil- und Mobilisationstechniken durchführen. Vor allem der in den vergangenen Jahren zunehmende Einsatz von Muskelinhibitions- und Fazilitationstechniken in der Manuellen Medizin hat das Aufgabgengebiet der Krankengymnastik wesentlich erweitert. Fehlhaltungen und Störungen des muskulären Gleichgewichts am Haltungs- und Bewegungsapparat zählen zu den häufigsten Ursachen von Funktionsstörungen an Gelenken. Eine kausale Therapie ist also oft nur in Zusammenarbeit mit der Krankengymnastik möglich. Der Patient muß geschult werden, im Alltag und am Arbeitsplatz eine optimale Haltung einzunehmen. Außerdem muß er ein Übungsprogramm erlernen und regelmäßig täglich selbst durchführen, um die Funktion seines Haltungs- und Bewegungsapparats zu verbessern und zu erhalten.

Durch die Zusammenarbeit von Arzt, Krankengymnast und Patient wird das Ziel einer Gesamtrehabilitation angestrebt. Sämtliche Manipulationstechniken dürfen nur von Ärzten ausgeführt werden! Nur derjenige kann die Verantwortung für einen manipulativen Handgriff übernehmen, der unter Berücksichtigung des gesamten medizinischen Aspekts des augenblicklichen Krankheitszustands die Indikation persönlich gestellt hat. Darum ist der „Handgriff" eine echte ärztliche Tätigkeit, die nicht im Auftrag vergeben werden kann!

Weichteiltechniken

Jeder, der die manuelle Therapie erlernen will, muß sich zunächst gründlich mit den Weichteiltechniken befassen. Sie vermitteln auch das für die erfolgreiche Behandlung unbedingt erforderliche „Gewebsgefühl".

Die dem blockierten Gelenk zugeordnete Muskulatur wird durch langsame Quer- oder Längsdehnungen entspannt, das verquollene Bindegewebe gelöst. Diese Behandlung kann durch krankengymnastische Übungen, Elektrotherapie, das Setzen von Hautreizen oder andere physikalische Maßnahmen unterstützt werden.

Mobilisationstechniken

Wir unterscheiden zwischen passiven, vom Behandler durchgeführten, und aktiven Mobilisationstechniken, wobei die dem Körper des Behandelten innewohnenden muskel- und neurophysiologischen Gesetzmäßigkeiten zum Einsatz kommen.

Bei den *passiven Mobilisationstechniken* wird, ähnlich wie beim Hin- und Herbewegen einer klemmenden Türangel, das blockierte Gelenk vom Behandler tangential zu den Gelenkflächen durchbewegt. Hierbei wird i. allg. die eingeschränkte Bewegungsrichtung des Gelenks betont und die pathologische Barriere (Kimberly 1979) angegangen (direktes Vorgehen). Die Mobilisation darf, wie jede andere manuelle Behandlung, nie Schmerzen verursachen. Wird vom Patienten das Behandeln in die blockierte Richtung hinein als schmerzhaft bezeichnet, so ist die Mobilisation in die entgegengesetzte, schmerzfreie Richtung möglich (indirektes Vorgehen), oder es wird die dreidimensional geführte manuelle Traktion nach Kaltenborn (1976) angewandt. Nach jeder Mobilisation wird das Ausmaß der wiedergewonnenen Beweglichkeit überprüft.

Die *aktiven Mobilisationstechniken* sind erst in den vergangenen Jahren entwickelt worden und haben seither zunehmend an Bedeutung gewonnen. Sie werden am erfolgreichsten dann angewandt, wenn es sich um einen sehr ängstlichen Patienten handelt, wenn über starke Schmerzen geklagt wird oder ein schlechter Allgemeinzustand besteht. Bisher sind noch keine Kontraindikationen bekannt geworden. Die aktiven Mobilisationstechniken können in vielen Fällen an die Stelle der Manipulation treten, aber diese nicht immer ersetzen.

Muskelenergietechnik

Die Muskelenergietechnik wurde von Mitchell sen. (Mitchell jun. et al. 1979) Anfang der 60er Jahre entwickelt. Die Muskelenergietechnik (MET) behandelt Muskeln und Gelenk gleichzeitig. Es wird nicht nur die mechanische Komponente der Blockierung beeinflußt, sondern auch die zu ihr gehörende nervös-reflektorische Verspannung der Muskulatur gelöst.

Lewit (1981) hat auf die analgetische Wirkung der postisometrischen Relaxation bei der Muskelenergietechnik hingewiesen. Er hat auch, z. T. in Zusammenarbeit mit Gaymans, ein System zur Selbstbehandlung über die Muskelenergietechnik beschrieben (Lewit u. Gaymans 1980).

Die Behandlungsgesetze der MET gelten gleichermaßen für Wirbel- und Extremitätengelenke.

Das technische Vorgehen wird am Beispiel der Behandlung einer Wirbelgelenksblockierung beschrieben:

1) Exakte Diagnose: Neben der Bestimmung der Höhe des Segments muß die genaue Richtung der Störung in 3 Ebenen, wie Beugung, Rechtsrotation und Rechtsneigung ertastet werden.
2) Exakte Lagerung des Patienten: Das zu behandelnde Segment muß in allen 3 Richtungen der ertasteten Störung an den pathologischen Anschlag herangeführt werden. Der Gewebsbefund gibt Auskunft, ob das Ziel erreicht ist (Zunahme der Spannung, Verquellung und Druckschmerzhaftigkeit). Es ist sehr wichtig, daß der Patient nicht hart oder ruckartig an den pathologischen Anschlag herangeführt wird, er darf nur angeschmiegt werden (to nudge).
3) Der Patient wird aufgefordert, genau in Richtung des dreidimensional eingestellten pathologischen Anschlags einen leichten Gegendruck zu geben. Der Behandler gibt einen festen, nicht nachgebenden Widerstand, so daß eine isometrische Anspannung in der Muskulatur entsteht.
Ausschlaggebend ist die richtige Führung des Patienten in bezug auf

   - das Ausmaß der von ihm aufzuwendenden Kraft (man fordert von ihm je nach Gelenk 50 p oder 500 p Druck),
   - die Richtung der Kraft,
   - die Dauer der Kraftausübung (z. B. 5 s).
   - Der Behandler muß einen seiner Finger über dem zu behandelnden Gewebe ruhen lassen, damit er die eintretenden Veränderungen fühlen und kontrollieren kann.

4) Der Patient wird aufgefordert, sich vollständig zu entspannen.
5) Durch die nun eintretende postisometrische Muskelentspannung gewinnt das Gelenk an Beweglichkeit. Der pathologische Anschlag bewegt sich in Richtung des physiologischen Anschlags. Der Patient wird vom Behandler an den neuen pathologischen Anschlag passiv herangeführt.
6) Der in den Punkten 1–5 beschriebene Vorgang wird 2- bis 6 mal, je nach Ansprechen auf die Behandlung, wiederholt.
7) Nachtesten, evtl. das Ganze noch einmal wiederholen.

Neutralpunktmethode

Die Muskulatur eines Gelenks nimmt ihren Ruhetonus ein, sobald sich dieses im „Neutralpunkt seiner Beweglichkeit“ befindet. Besonders deutlich wird dieses Phänomen bei der Schonhaltung eines entzündeten Gelenks. Zum Beispiel bei einer Koxitis wird das Hüftgelenk in leichter Abduktion, Außenrotation und Beugung gehalten. Es befindet sich jetzt im Neutralpunkt seiner Beweglichkeit, die Gelenkkapsel und sämtliche zum Gelenk gehörende Muskeln sind optimal entspannt.

Ein blockiertes Gelenk, dem ein Teil seiner Beweglichkeit verloren gegangen ist, hat seinen ursprünglichen Neutralpunkt verloren, seine Muskulatur ist entsprechend der Richtung der Bewegungseinschränkung verspannt. Es ist die Aufgabe des Behandlers, durch eine subtile manuelle Untersuchung den Neutralpunkt des verbliebenen Bewegungsraumes zu finden. Sobald er dieses erreicht hat, entspannt sich nach durchschnittlich 60–90 s die zum Gelenk gehörende Muskulatur, das Gelenk gewinnt an Beweglichkeit. Nun wird der neue Neutralpunkt aufgesucht und das Vorgehen wiederholt. Nach 3–4 Wiederholungen lösen sich viele Blockierungen spontan.

Augenmuskeltechnik (Gaymans 1978)

Jede Augenbewegung induziert eine Mitbewegung des Kopfes und der Wirbelsäule. Wenn man z. B. in Neutralhaltung von Wirbelsäule und Kopf die Kuppen beider Zeigefinger auf die beiden Querfortsätze des eigenen Atlas legt, mit den Augen nach oben und nach unten blickt, ohne den Kopf zu bewegen, so fühlt man eine leichte Mitbewegung des Atlas, entsprechend der Augenbewegung.

Die Augenmuskeltechnik eignet sich besonders für Behandlungen im Bereich der Halswirbelsäule. Wir führen das blockierte Gelenk in den 3 Ebenen – wie bei der Muskelenergietechnik beschrieben – an den pathologischen Anschlag. Eine Hand fixiert den Wirbel unterhalb der Blockierung und kontrolliert laufend den Gewebsbefund. Die andere Hand fixiert mit leichtem Fingerdruck den Kopf des Patienten, genau entgegen der pathologischen Barriere (auch die indirekte Methode ist möglich). Die Einstellung in den 3 Ebenen muß ganz exakt erfolgen. Die über dem blockierten Wirbel ruhende Hand erkennt am Gewebsbefund, z. B. einer Zunahme der Verspannung der autochthonen Muskulatur, ob die richtige Einstellung erfolgt ist. Nun wird der Patient aufgefordert, tangential zur Ebene des blockierten Gelenks seinen Blick zu wenden. Als Richtungshilfe können dem Patienten die Ziffern des Uhrblatts angegeben werden. Der Patient wird aufgefordert, in Richtung der Blockierung zu sehen – der tastende Finger fühlt über dem Gelenk eine Zunahme des Gewebsbefundes – und dann von der Blokkierung wegzusehen – der Finger fühlt jetzt eine Abnahme des Gewebsbefundes. Dieser Vorgang wird etwa im 5-s-Rhythmus 3- bis 4 mal wiederholt und dann das Ergebnis der Behandlung überprüft.

Mit der Augenmuskeltechnik gelingt es, auf schonendste Weise viele Blockierungen zu lösen oder wenigstens so weit zu bessern, daß eine Manipulation mit leichtester Hand durchgeführt werden kann.

Atemtechnik

Sie wird v. a. als unterstützende Technik bei Mobilisation und Manipulation eingesetzt. Der Tonus der Muskulatur ändert sich synchron mit der Atmung. Die Gewebsspannung über einem blockierten Gelenk kann bei tiefer Einatmung zu- und bei tiefer Ausatmung abnehmen. Von Fall zu Fall verschieden ist auch der umgekehrte Vorgang möglich (Lewit u. Gaymans 1980). Im Einzelfall muß erst ein Probeatemzug durchgeführt werden.

Nimmt die Gewebsspannung über einem blockierten Gelenk bei tiefer Einatmung zu, so fordern wir den Patienten auf, diese Atemstellung so lange wie möglich zu halten. Bei folgender tiefer Ausatmung fühlen wir das Nachlassen der Gewebsspannung. Die atemabhängige Zu- und Abnahme der Spannung der Muskulatur kann bei der Muskelenergietechnik als Mobilisationskraft eingesetzt werden. Häufig wenden Patienten bei der Aufforderung zum Gegendruck zu viel Kraft auf. In diesem Fall wird der Patient wie üblich an die pathologische Barriere geführt und vom Behandler in dieser Stellung gehalten. Dann fordert er den Patienten auf, tief ein- oder auszuatmen – so daß in jedem Fall der Gewebsbefund zunimmt – und den Atem in dieser Stellung zu halten. Die auftretenden geringen Kräfte reichen häufig aus, um das Gelenk zu mobilisieren.

In gleicher Weise kann die Augenmuskeltechnik durch die Atemtechnik unterstützt werden. Auch die Wirksamkeit der Neutralpunktmethode wird durch die Atemtechniken gefördert.

Sämtliche – die passiven und die aktiven – Mobilisationstechniken können Alternative, aber auch Vorbereitung zur Manipulation sein. In der Praxis ist man häufig gezwungen, mehrere Behandlungstechniken anzuwenden. Der Behandler darf nicht auf eine Behandlungsart fixiert sein, sondern muß in der Lage sein, individuell von Fall zu Fall zu variieren.

Manipulationstechniken

Es sei nochmals betont: Die gezielte Manipulation eines Gelenks ist eine echte ärztliche Handlung, die nicht in Auftrag gegeben werden kann. Nur der Arzt ist in der Lage, unter Berücksichtigung des gesamten medizinischen Aspekts des augenblicklichen Krankheitszustands die Indikation zu stellen und Kontraindikationen zu erkennen. Er allein ist in der Lage, sofort bei – wenn auch sehr seltenen – Zwischenfällen einzugreifen. Der Gesetzgeber hat sich in vielen Ländern diesem Standpunkt angeschlossen. In Deutschland ist es nur dem Arzt (und dem Heilpraktiker!) erlaubt, die gezielte Manipulation eines Gelenks durchzuführen.

Jede Manipulation bedarf der sorgfältigen Vorbereitung. Das Gelenk wird, ähnlich wie beim Druckpunktnehmen am Gewehr, nach sorgfältiger Einstellung der geplanten Behandlungsrichtung in eine Vorspannung gebracht. Sell (1969) nennt es das Aufnehmen des *Tiefenkontakts*. Die Vorbereitung zur Manipulation erfordert einen größeren Aufwand als die Manipulation selbst. Das Verhältnis von Tiefenkontakt zum eigentlichen Behandlungsimpuls verhält sich nach Sell wie 10:1.

Zwischen dem Druckpunktnehmen und der Ausführung der Manipulation muß in der Vorspannung einige Sekunden gewartet werden. Gibt der Patient bei diesem Probezug eine Zunahme seiner Symptome oder andere unangenehme Sensationen (z. B. Schwindel) an, muß die Behandlung abgebrochen und erneut untersucht werden, um eine übersehene Kontraindikation (entzündliche oder destruierende Prozesse, Veränderungen an der A. vertebralis u. ä.) auszuschließen. Der Probezug besitzt eine ausgesprochene Schutzfunktion, wird er vom Patienten toleriert, so kann die Manipulation bei guter Technik gefahrlos durchgeführt werden.

Die Manipulation eines Gelenks erfolgt mit Hilfe eines kurzen Impulses, parallel oder senkrecht zu den Gelenkflächen. Der Impuls dauert nur Bruchteile von Sekunden. Der Kapsel-Band-Apparat wird geringfügig gedehnt, wobei das bekannte knackende Geräusch entsteht. Es unterscheidet sich phonographisch vom „normalen Knacken“, z. B. eines Fingergelenks (Lewit 1977). Der Kraftaufwand beträgt nach Steglich (1974) 0,5–2% der Sollbruchstärke eines gesunden Knochens. Ein Überdrehen der Wirbelsäule oder ein Durchreißen, das Weichteile verletzen könnte, ist unbedingt zu vermeiden.

Der Manipulationsstoß erfolgt meistens gegen die pathologische Barriere (direkte Methode). Gibt der Patient beim Angehen der Barriere Schmerzen an, so muß die Behandlung in die entgegengesetzte Richtung erfolgen (indirekte Methode). Maigne (1961) arbeitet prinzipiell nur in letzterer Behandlungsrichtung.

In jedem Fall wird durch die plötzliche Dehnung eine reflektorische Entspannung der dem Gelenk zugeordneten Muskulatur erreicht (Hufschmidt, zitiert bei Terrier 1969; Eldred, zitiert bei Buerger et al. 1979) und die Blockierung des Gelenks ganz oder teilweise gelöst. Der Manipulation folgt unmittelbar eine Bewegungsprüfung des behandelten Gelenks, um den Behandlungserfolg festzustellen.

Im Zusammenhang mit den Manipulationstechniken müssen die *Verriegelungstechniken* nach Stoddard (1970) beschrieben werden. Sie beziehen sich ausschließlich auf die Wirbelsäule.

Bei der Verriegelung werden die Wirbelsäulenabschnitte ober- und unterhalb eines zu behandelnden Segments in einen „starren Stab“ verwandelt. Erst nach dieser Vorbereitung wird das zu behandelnde Gelenk in der geplanten Behandlungsrichtung in Vorspannung gebracht. Vor der eigentlichen Manipulation erfolgt auch hier der Probezug. Neben einem gezielten Arbeiten bedeutet die Verriegelung einen Schutz der dem zu behandelnden Segment benachbarten Wirbelsäulenabschnitte. Vor allem hypermobile Gelenke werden auf diese Weise vor einem unerwünschten Manipulationsstoß oder -zug geschützt.

Die Verriegelungstechnik bedeutet also nicht, daß das Gelenk selbst verriegelt wird, sondern die ober- und unterhalb der Blockierung gelegenen Wirbelsäulenabschnitte. Voraussetzung für die Verriegelung der Wirbelsäule ist die Kenntnis von Regeln, welche auf die Arbeiten von Lovett (zitiert bei Frayette 1954) und Frayette (1954) zurückgehen. Diese sagen u. a. aus, daß in der ganzen Wirbelsäule nur Beugung und Streckung als alleinige Bewegung möglich ist. Seitneigung und Drehung laufen immer nur ein kleines Stück allein in ihrer Richtung und kombinieren sich dann miteinander.

Grundregel: Es gibt keine wesentliche Seitneigung ohne gleichzeitige Drehung, es gibt keine Drehung ohne gleichzeitige Seitneigung. Die Richtung der Mitbewegung ist in den einzelnen Wirbelsäulenabschnitten verschieden, sie ist von der Form der Wirbelkörper und vom Grad der Beugung bzw. Streckung abhängig.

In der Halswirbelsäule ab C 2 (der Atlas ist „gegenläufig“) und in der oberen Brustwirbelsäule laufen physiologisch Neigung und Drehung immer in gleicher Richtung ab – sowohl bei Beugung als auch bei Streckung. Eine Rechtsneigung erzwingt bei jeder normalen Bewegung eine Rechtsrotation = Konkavrotation.

In der unteren Brustwirbelsäule, etwa ab Th 5 und in der Lendenwirbelsäule verlaufen Seitneigung und Drehung physiologisch nur bei Ventralflexion gleichsinnig. In Mittelstellung und v. a. bei Dorsalflexion laufen Rotation und Seitneigung entgegengesetzt, eine Rechtsneigung z. B. erzwingt eine Linksdrehung = Konvexrotation.

Aus diesen Bewegungsgesetzen leiten sich die Verriegelungstechniken ab. Die einzelnen Wirbelsäulenabschnitte werden dadurch verriegelt, daß sie vom Behandler entgegen der physiologischen Mitbewegung geführt werden. Wird z. B. die Halswirbelsäule nach rechts geneigt und nach links gedreht, dann werden die Gelenkfacetten der rechtsseitigen Wirbelgelenke aufeinandergepreßt und die linksseitigen Gelenkkapseln und Bänder in Anspannung gebracht. Auf der Konkavseite findet der „Facettenverschluß“, auf der Konvexseite der „Bandstraffschluß“ statt. Dementsprechend – in Umkehrung der physiologischen Bewegungsgesetze – werden auch die anderen Wirbelsäulenabschnitte verriegelt.

Die Verriegelung der Wirbelsäule als Vorbereitung für eine Manipulation wird an folgendem Beispiel erläutert:

Es besteht eine Blockierung im Segment L 2/3. Der Einfachheit halber spiele die Richtung der Blockierung keine Rolle. Der Patient wird leicht gebeugt und auf seine rechte Seite gelagert. Der Behandlungstisch wird unter der Lendenwirbelsäule etwas angehoben (oder ein hartes Kissen unterlegt), um eine Rechtsneigung des Oberkörpers herbeizuführen. Die linke Hand des Behandlers liegt auf dem Dornfortsatz L 2, die rechte auf dem Dornfortsatz L 3. Nun wird der Oberkörper des Patienten so weit nach links rotiert, bis die Bewegung am Dornfortsatz L 2 ankommt und das Becken so weit nach rechts rotiert, bis die Bewegung beim Dornfortsatz L 3 zu fühlen ist. Die Wirbelsäule oberhalb und unterhalb von L 2/3 ist nun verriegelt, das Gelenk selbst jedoch nicht gesperrt, es kann jetzt gezielt manipuliert werden.

Sicherung des Behandlungserfolgs

Der Erfolg der manuellen Therapie ist nicht nur von der richtig gewählten Behandlungstechnik abhängig, sondern auch von der Bestimmung des Stellenwerts der Blokkierung im Gesamtbild der Erkrankung des Achsenorgans und des ganzen Organismus.

Ist die Blockierung primäre Ursache des klinischen Beschwerdebildes (z. B. bei einem akuten Schiefhals), so wird die manuelle Therapie, evtl. unterstützt durch eine physikalische oder medikamentöse Behandlung der begleitenden segmentalen Irritation, rasch und elegant zum Erfolg führen.

Ist die Blockierung *Begleitblockierung* im Rahmen einer mechanischen oder reflektorischen Störung des Gelenks, so wird die manuelle Therapie dem Patienten Erleichterung im Sinne der Wegnahme nozizeptorischer Afferenzen aus dem segmentalen Informationspool bringen. Der Patient kann sogar beschwerdefrei werden, obwohl die ursächlichen mechanischen und reflektorischen Störungen noch unterschwellig fortbestehen. Ein Dauererfolg ist nur dann erreichbar, wenn die mechanische oder reflektorische Grundursache der Blockierung durch eine gezielte physikalische und/oder medikamentöse Behandlung beseitigt wird.

Liegt die Ursache der Blockierung im psychischen Bereich oder in einer beruflichen Überlastung, so werden Psychotherapie oder eine berufliche Umschulung erforderlich.

Andererseits sehen wir in unseren Sprechstunden täglich Patienten, bei denen Serien von physikalischen Anwendungen, Tabletten und Injektionen ohne wesentlichen Erfolg verordnet wurden, weil eine dem Leiden zugrunde liegende Gelenkblockierung nicht erkannt wurde. Erst die manuelle Therapie mit ihren Weichteil-, Mobilisations- und Manipulationstechniken bringt hier die gewünschte Beschwerde- oder Rezidivfreiheit.

Kontraindikationen bei manueller Therapie

Die einzige Indikation zur manuellen Therapie ist die Blockierung eines Gelenks. Liegt keine Blockierung vor, so ist auch die manuelle Therapie nicht indiziert. So gesehen bestehen keine Kontraindikationen.

Es gibt eine Reihe von Bedingungen, die eine manuelle Therapie – allerdings ausschließlich bezogen auf die Manipulationstechnik – verbieten. Kontraindikationen zu den Mobilisationstechniken sind bisher nicht bekannt (Greenman pers. Mitt.; Lewit 1981). In allen Fällen ist die Grundregel der *Schmerzfreiheit* einer jeden manuellen Behandlung zu beachten.

Kontraindikationen für die Manipulationstechnik:

- entzündliche Prozesse,
- destruierende Prozesse,
- Traumen mit Verletzung anatomischer Strukturen,
- schwere Formen der Osteoporose,
- degenerative Veränderungen,
- Verdacht auf Erkrankungen oder Anomalien der A. vertebralis,
- psychische Störungen.

Entzündliche Prozesse

Bei akuten entzündlichen Prozessen an oder in Gelenken ist die manuelle Therapie unbedingt zu unterlassen. Nach Abklingen einer Entzündung kann im Gelenk eine Funktionsstörung zurückbleiben, welche durch eine manuelle Therapie behoben werden kann. Hierdurch gelingt es, Bewegungseinschränkungen in Extremitäten- und Wirbelsäulengelenken zu mindern oder zu beheben, wodurch die gleichzeitig verordnete krankengymnastische Übungsbehandlung wesentlich unterstützt wird. Die Dauer einer Rehabilitation kann durch die manuelle Therapie wesentlich verkürzt werden. Das bezieht sich auch auf Erkrankungen mit besonders langer Behandlungszeit, wie Zustände nach einer Sudeck-Dystrophie oder Erkrankungen des rheumatischen Formenkreises (z. B. M. Bechterew).

An dieser Stelle sei vermerkt, daß bei der Behandlung der Kopfgelenke von Rheumatikern besondere Vorsicht geboten ist. Hier kann das Ligamentum transversum atlantis geschwächt oder zerstört sein, woraus eine Instabilität resultiert wird. Die Manipulation kann hier zu schweren Zwischenfällen führen. Die gleiche Vorsicht ist angezeigt, wenn das Röntgenbild ein Os odontoideum zeigt.

Destruierende Prozesse

Schon der Verdacht auf einen Tumor oder eine Metastase verbietet die Manipulation. Wenn eine Geschwulsterkrankung in der Vorgeschichte angegeben wird, muß durch

Laboruntersuchungen, Röntgenbild und evtl. Szintigramm oder Computer-Tomographie abgeklärt werden, ob ein destruierender Prozeß vorliegt.

Traumen mit Verletzung anatomischer Strukturen

Bei Subluxationen oder Luxationen sowie Frakturen eines Gelenks ist die manuelle Therapie nicht indiziert.

Leichtere Traumen ohne Verletzung anatomischer Strukturen, wie leichte Distorsionen, sind häufig von einer Gelenkblockierung begleitet, die nach Abklingen der akuten Beschwerden manuell gelöst werden kann. Besonders dankbar ist die Behandlung von Funktionsstörungen an Hand- oder Fußgelenken von Sportlern.

Eine besondere Stellung hat das Schleudertrauma. Auch wenn Röntgenbild und Funktionsaufnahmen keinen krankhaften Befund zeigen, muß man damit rechnen, daß Knochenfissuren, Bänderrisse oder andere Weichteilverletzungen vorhanden sind. Es hat sich bewährt, in jedem Fall wenigstens bis 6 Wochen nach dem Unfall zu warten. Der Patient wird dann noch einmal untersucht. Sind noch Blockierungen vorhanden, können sie jetzt gelöst werden.

Osteoporose

Besteht neben der Osteoporose eine Blockierung, so kann diese in leichten oder in mittleren Fällen, v. a. mit einer der Mobilisationstechniken, behandelt werden. In schweren Fällen der Osteoporose mit Keil- oder Fischwirbelbildungen ist jegliche Form der manuellen Therapie kontraindiziert. Der Schmerz wird hier auch die leichteste Mobilisationsbehandlung verbieten.

Degenerative Veränderungen

Es wird immer wieder gefragt, ob die manuelle Behandlung bei degenerativen Veränderungen der Gelenke und Bandscheiben möglich ist. Es ist bekannt, daß es erhebliche degenerative Veränderungen an den Extremitätengelenken und der Wirbelsäule gibt, die nie Beschwerden bereiten. Sie werden gelegentlich als Nebenbefunde zufällig entdeckt. Der Körper ist in der Lage, langsam eintretende degenerative Veränderungen zu kompensieren. Eine gewisse Störanfälligkeit ist jedoch vorhanden.

Im Gelenk kann vom Beginn des degenerativen Prozesses bis zur völligen Einsteifung über Jahre hinweg eine Restfunktion verbleiben. Diese Restfunktion kann durch eine Blockierung gestört sein. Die blockierungsbedingten Beschwerden werden durch eine manuelle Therapie behoben.

Selbstverständlich bleibt der degenerativ bedingte Teil des Funktionsverlustes bestehen.

Auch degenerative Veränderungen der Bandscheibe können die Gesamtfunktion des Wirbelsegments stören und einer Blockierung den Weg ebnen. Die manuelle Behandlung dieser Begleitblockierung bringt dem Patienten Erleichterung, er kann sogar beschwerdefrei werden, obwohl die zugrunde liegende Ursache fortbesteht. Der Körper wird durch die Wiederherstellung der Funktion des Wirbelgelenks in die Lage versetzt, eine durch Bandscheibendegeneration bedingte Funktionsstörung des Segments zu kompensieren.

Der *Bandscheibenvorfall* ist primär eine anatomische Störung mit mechanischer Kompression der Nervenwurzel. Aufgrund der Definition der Blockierung ist er kein Gegenstand manueller Therapie. In den meisten Fällen bestehen jedoch Begleitblockierungen in den benachbarten Gelenken, die ihrerseits wieder Beschwerden bereiten. Die durch den Bandscheibenvorfall bedingte radikuläre Symptomatik kann in eine durch die Begleitblockierung bedingte pseudoradikuläre Symptomatik eingebettet sein. Bei kleineren Bandscheibenvorfällen oder Protrusionen, wo eine Operation nicht indiziert ist, bringt die manuelle Behandlung der Begleitblockierung dem Patienten eine wesentliche Besserung seiner Beschwerden. Es sollten nur Mobilisationstechniken oder Traktionsgriffe angewandt werden.

Nach Bandscheibenoperationen verbleiben häufig Blockierungen in den Wirbelgelenken der unteren Lendenwirbelsäule oder in den Kreuzdarmbeingelenken. Die Lösung dieser Blockierungen kann dem Patienten die Befreiung seiner „Ischiasrestbeschwerden" bringen. Eine Manipulation sollte jedoch erst 6 Wochen nach der Operation durchgeführt werden.

Arteria vertebralis

Die A. vertebralis ist Gegenstand der besonderen Sorge der Manualmediziner. Anomalien oder Erkrankungen sind auch bei sorgfältiger Untersuchung meist nicht erkennbar. Die Verletzung der Arterie kann Thrombosen verursachen, die bis in die A. basilaris reichen. Schwere Dauerschäden oder der Tod können die Folge sein (Schmitt 1978). Kleynhans (1980) hat in seiner umfassenden Darstellung der Weltliteratur über Komplikationen der manuellen Therapie auch über Todesfälle infolge einer Verletzung der A. vertebralis durch manuelle Therapie berichtet. Dvořák u. Orelli (1982) haben das Zahlenmaterial, welches eine Umfrage der Schweizer Ärztegesellschaft für Manuelle Medizin ergab, ausgewertet. Die Umfrage wurde von 203 Ärzten beantwortet. Sie ergibt, daß in den letzten 33 Jahren an der Halswirbelsäule 1 535 000 mal manipuliert wurde. Dabei traten in 1248 Fällen Komplikationen auf, davon 1218 mal als Schwindel. In den übrigen Fällen wurden Bewußtseinsstörungen, Bewußtlosigkeit und neurologische Ausfälle bis zur Tetraplegie beschrieben. Die gesamte Komplikationsrate an der Halswirbelsäule beträgt nach dieser Statistik 0,08%. In allen Fällen wurde ausschließlich die Manipulationstechnik angewandt.

Es stellt sich die Frage, wie Komplikationen bei der manuellen Therapie vermieden werden können. Mit den in der Praxis gegebenen Möglichkeiten sind Anomalien oder Erkrankungen der A. vertebralis häufig nicht erfaßbar. Sowohl die Hautand-Probe, der de-Klejn-Hängeversuch als auch der Unterberg-Tretversuch (Wolff 1983) sind unzuverlässig. Auch die Doppler-Sonographie hat bisher die in sie gesetzten Erwartungen nicht erfüllt. Eine Arteriographie zur Frage der manuellen Therapie ist zu aufwendig und ihrerseits wieder mit Komplikationen verbunden.

In der Praxis ist das wichtigste Warnsymptom ein in der Anamnese angegebener Schwindel. Auch hier beginnen bereits die Schwierigkeiten. Schwindel bei vaskulärer Insuffizienz ist eine strenge Kontraindikation für jede Manipulation, während der sog. zervikale Schwindel eine der dankbarsten Indikationen für manuelle Therapie darstellt. Nach Tilscher (1977) sind 41% aller Schwindelzustände zervikal bedingt. Da eine Differentialdiagnose dieser beiden Arten von Schwindel zwar mit klinischem Aufwand (Hülse u. Partus 1976), in der Praxis aber häufig nicht möglich ist, sollte jeder Dreh-, Lagerungs- oder Schwankschwindel in der Anamnese eine Manipulation verbieten.

Ein weiterer möglicher Schutz vor Komplikationen ist der sog. Probezug, der vor jeder Behandlung durchgeführt werden muß. Hierbei wird das zu behandelnde Gelenk unter Verriegelung bzw. Tiefenkontakt an seinen pathologischen Anschlag geführt. Gibt der Patient jetzt bei leichtem Zug eine Zunahme von Beschwerden, v. a. aber das Auftreten von Schwindel an, ist von einer Manipulation abzusehen.

Der Manipulationsstoß darf erst nach genauem Einstellen der Behandlungsrichtung von einer leichten Vorspannung aus und nur mit dem geringsten Kraftaufwand erfolgen. Die Manipulation darf nie aus einer Reklination der Halswirbelsäule durchgeführt werden, jedes Überdrehen oder Überreißen ist unbedingt zu vermeiden.

Der beste Schutz vor Komplikationen im Bereich der Halswirbelsäule ist die Anwendung der aktiven Mobilisationstechniken. Auch von seiten der A. vertebralis sind hier noch keine Komplikationen beschrieben worden.

Die aktiven Mobilisationstechniken werden immer häufiger angewandt, da sie von immer mehr Ärzten erlernt werden. Sie können jedoch die Manipulation nicht in jedem Fall ersetzen.

Psychische Störungen

Psychische Störungen sind eine relativ häufige Ursache von Wirbelsäulenbeschwerden, v. a. im Schulter-Nacken- oder auch im Lendenbereich. Alle Arten von exogenen oder endogenen Belastungen können auf die Wirbelsäule projiziert und hier in Form von Verspannungen oder Blockierungen somatisiert werden. Man wird sehr individuell vorgehen und sich von Fall zu Fall entscheiden müssen, ob man die Begleitblockierungen manuell beseitigt oder nicht. Der Erfolg ist meist gering, da die Grundursache nicht behoben wird. Außerdem besteht immer die Gefahr, daß der Arzt für eine eventuelle Zunahme von Beschwerden verantwortlichen gemacht wird.

Es gibt auch „knacksüchtige" Patienten, welche die infolge einer Deblockierung auftretende Muskelentspannung als angenehm empfinden. In jedem Fall ist größte Zurückhaltung geboten.

Zusammenfassend stellen wir fest, daß Komplikationen in der Manuellen Medizin weitgehend vermieden werden durch:

- Gute Kenntnisse durch eine gründliche Ausbildung,
- sorgfältige Anamnese, eingehende Untersuchung,
- richtige Indikationsstellung,
- von Fall zu Fall richtige Auswahl der geeigneten und dann sorgfältig angewandten Behandlungstechnik.

Sollten trotz all dieser Vorsichtsmaßnahmen Zwischenfälle eintreten, wird ein Richter das Argument der „Unvorhersehbarkeit" gelten lassen müssen.

Hypermobilität

Wir sind davon ausgegangen, daß sich die Manuelle Medizin mit dem Erkennen und Behandeln der segmentalen und peripher-artikulären Dysfunktion befaßt. Dabei haben wir zwischen der Fehlfunktion im Sinne der Bewegungseinschränkung und der Fehlfunktion im Sinne vermehrter Beweglichkeit unterschieden. Beide Funktionsstörungen sind Gegenstand der manuellen Therapie, sie erfordern jedoch jede für sich völlig andere Behandlungsmaßnahmen. Die manuelle Therapie umfaßt also im weitesten Sinne nicht nur die Behandlung von Blockierungen, sondern auch Maßnahmen zur Wiederherstellung der Funktion in dekompensiert hypermobilen Gelenken.

Nicht jede Hypermobilität muß eine Fehlfunktion bedeuten. Es gibt Menschen, die von ihrer Konstitution her einen sehr dehnbaren Kapsel-Band-Apparat besitzen, über das Maß der physiologischen Variationsbreite hinaus beweglich sind und keinerlei Beschwerden haben. Artisten, v.a. die sog. Kautschukkontorsionisten können durch Training geradezu groteske Bewegungsausmaße erreichen. Schon im Hochleistungssport bedeutet muskulär steuerbare Hypermobilität mit Vergrößerung des Gelenkaktionsradius häufig eine andere oder bessere Technik, einen ökonomischeren Stil oder Bewegungsablauf (Steinbrück u. Rompe 1979).

Hormonelle Einflüsse, wie sie in der Schwangerschaft auftreten, können ebenfalls eine Lockerung des Kapsel-Band-Apparates von Gelenken herbeiführen.

Auf die pathologischen Formen der Hypermobilität bei neuromuskulären Erkrankungen hat Sachse (1979) hingewiesen.

Die allgemeine Hypermobilität hat für die Manuelle Medizin insofern eine Bedeutung, als hier eine besondere Anfälligkeit für muskuläre Inkoordinationen und Blockierungen besteht.

Lokale pathologische Hypermobilität

Unser besonderes Augenmerk richtet sich im Alltag auf die lokale pathologische Hypermobilität. Sie kann die gleichen reflektorischen Störungen hervorrufen wie eine Blockierung. Im Unterschied zu ihr ist die Beweglichkeit des betroffenen Gelenks jedoch nicht eingeschränkt, sondern in eine oder mehrere Richtungen vermehrt.

Die *Ursachen* können neben der Dekompensation einer allgemeinen Hypermobilität lokale Überlastungen, Traumen oder degenerative Veränderungen sein.

Die *Diagnose* wird aus der Anamnese, der Bewegungsprüfung nach Stoddard (1970) und dem lokalen Tastbefund gestellt. Beim Erheben der Anamnese klagt der Patient über Schmerzen, die nach längerem Einnehmen einer Körperhaltung als Ermüdungsschmerz auftreten, z.B. nach langem Stehen („Cocktail-Party-Syndrom“, Barbor 1979), Autofahren o.ä., wenn er längere Zeit „in seinen Bändern hängt“. Bei aktiver Bewegung verschwindet der Schmerz häufig wieder.

Wegen der individuellen Schwankungsbreite der Gelenkbeweglichkeit ergibt die manuelle Untersuchungstechnik nach Stoddard auch beim Vergleich mit den Nachbargelenken nicht immer zuverlässige Aussagen. So gibt in vielen Fällen erst eine eingehende Palpation der Bandansätze, welche vom Patienten als schmerzhaft bezeichnet werden und die leicht verquollen sein können, Auskunft über die Ursache der Beschwerden. Im Zweifelsfall kann eine Umspritzung der Schmerzpunkte an den Bandansätzen mit einem Lokalanästhetikum, welches ein Nachlassen oder Verschwinden der geklagten Beschwerden und eventueller Fernsymptome – etwa ausstrahlende Schmerzen in die Rückseite eines Beines – bewirkt, ex juvantibus die Diagnose erhärten.

Jirout (zitiert nach Sachse 1979) ist es gelungen, die Hypermobilität röntgenkinematographisch nachzuweisen.

Die *Therapie* der lokalen pathologischen Hypermobilität erfordert oft eine ganze Reihe von Maßnahmen. Es ist wesentlich leichter, ein blockiertes Gelenk zu lösen, als ein hypermobiles in das Stadium der Kompensation zu bringen. Als erstes müssen alle weiteren Lockerungen vermieden werden. Der Patient darf keine lockernden gymnastischen Übungen durchführen. Außerdem muß er darüber informiert werden, wie er sportliche Überlastungen oder Fehlhaltungen am Arbeitsplatz vermeiden kann.

Eine mobilisierende manuelle Therapie ist kontraindiziert. Aber auch ein hypermobiles Gelenk kann blockieren, es darf dann nur mit leichter Hand deblockiert werden. Häufig löst sich die Blockierung schon beim Einstellen an den pathologischen Anschlag.

Dekompensiert hypermobile Gelenke liegen häufig in der Nachbarschaft von blokkierten Gelenken. Die vorsichtige Mobilisation oder Manipulation der Blockierung unter guter Verriegelung der benachbarten Wirbelsäulenabschnitte kann das hypermobile Gelenk so weit entlasten, daß es kompensieren kann und Beschwerdefreiheit eintritt.

Gelegentlich müssen vorübergehend abstützende Maßnahmen verordnet werden, wie z. B. ein Schanz-Verband, Beckengurt nach Hohmann oder ein halbelastisches Mieder. Grundlage der Behandlung ist eine isometrische (auf keinen Fall lockernde!) Krankengymnastik, welche die Wiederherstellung der Muskelkoordination im Sinne Jandas (1970) zum Ziel hat. Regelmäßige tägliche Mitarbeit des Patienten ist hier von größter Wichtigkeit.

Sollten alle Maßnahmen versagen und der Patient nicht beschwerdefrei werden, so kann die Sklerosierungsbehandlung nach Hackett (1956) in Erwägung gezogen werden. Sie ist in allen Wirbelsäulenabschnitten möglich, hat sich aber v. a. am lumbosakralen Übergang bewährt. Es werden 0,1 ml der sklerosierenden Flüssigkeit nach Knochenkontakt und unter leichtem Zurückziehen der Nadel an die Ansätze der dekompensierten Bänder, vorzugsweise an die vom Patienten als druckschmerzhaft bezeichneten Punkte gespritzt. Als Lösung kann verwendet werden:

40% Traubenzuckerlösung im Verhältnis 4:6 mit 1% Scandicain vermischt oder im gleichen Verhältnis die Lösung nach Barbor:

Glukose 25,00,
Glycerin 25,00,
Phenol 2,5,
Aqua dest. ad 100,0 – steril, pyrogenfrei.

Der ursprüngliche Gedanke von Hackett war es, durch eine Gewebsproliferation eine Festigung von Bändern zu erzeugen. Zicha (1979) hat eine Serie von Tierexperimenten durchgeführt, welche diesen Gedanken unterstützen.

Lewit (1977) ist dagegen der Auffassung, daß es sich hier um eine Herabsetzung der Schmerzempfindlichkeit an den Bandansätzen durch eine physikalische bzw. chemische Irritation mit Zerstörung von sensiblen Nervenendigungen handelt.

Gelegentlich wird eine Röntgentherapie als sog. Schmerzbestrahlung vorgeschlagen. Sie erübrigt sich, wenn alle eben genannten Maßnahmen gewissenhaft durchgeführt werden.

Klinische Bilder aus der Praxis

Die Dysfunktion eines Gelenks kann Ursache, Folge oder Begleitumstand einer ganzen Reihe von Krankheitsbildern sein. Im Rahmen dieser kurzen Darstellung ist nur ein kleiner Überblick über die wichtigsten und häufigsten, die durch eine manuelle Therapie behoben oder gebessert werden können, möglich.

Zervikalsyndrome

Das „Zervikalsyndrom" ist ein Sammelbegriff, welcher lediglich den erkrankten Wirbelsäulenabschnitt bezeichnet, aber nichts über Art und Weise von Beschwerden aussagt. In der Praxis hat es sich bewährt, die Zervikalsyndrome in *obere* (C 0–C 3) und *untere* (C 4–C 7) einzuteilen.

Obere Zervikalsyndrome

Beim oberen oder zervikozephalen Syndrom klagt der Patient über Kopfschmerzen, Schwindel, Hör- und Sehstörungen sowie gelegentlich über ein Glomusgefühl (Seifert 1981). Diese Symptome können zahlreiche Ursachen haben. Nach unseren Erfahrungen werden sie jedoch in $>50\%$ aller Fälle durch eine Blockierung an der Halswirbelsäule verursacht oder zumindest mitverursacht. Nach Tilscher (1977) haben 50% aller Kopfschmerzen und 40% der Schwindelerscheinungen ihre Ursache in Funktionsstörungen der oberen Halswirbelsäule.

Während bei Schulter-Nacken-Schmerzen und Brachialgien häufig an die Halswirbelsäule als Ursache von Beschwerden gedacht wird, so ist dies bei Kopfschmerzen, Schwindel und Herzstörungen und dem Glomusgefühl eher die Ausnahme. So hat sich der Patient, der die Sprechstunde eines Manualmediziners aufsucht, häufig schon einer ganzen Reihe von ärztlichen Untersuchungen und Behandlungen unterzogen. Erst nachdem neurologische, internistische, HNO- und augenärztliche Untersuchungen kein Ergebnis brachten, kommt der Gedanke, daß auch die Wirbelsäule Ursache der Beschwerden sein könnte. Eine manuelle Untersuchung deckt dann, mit Hilfe einer einfachen Palpation und ohne großen apparativen Aufwand, häufig Blockierungen in der oberen Halswirbelsäule als Ursache der geklagten Beschwerden auf.

Unsere Aufgabe ist es zu differenzieren, ob die festgestellte Blockierung primäre Ursache des oberen Zervikalsyndroms oder sekundäre Folge einer Störung im anatomisch-morphologischen oder nervös-reflektorischen Regelkreis des Segments ist. Mit anderen Worten, es muß herausgefunden werden, ob die Störung Dirigent oder Mitspieler eines pathologischen Geschehens ist. Der Erfolg unserer Behandlung hängt hiervon ab.

Die Möglichkeiten der manuellen Therapie werden am besten durch eine Reihe von typischen Beispielen aus der Praxis illustriert.

Wirbelblockierung als primäre Ursache eines Krankheitsbildes

Unkoordinierte Bewegung

38jähriger Prothesenträger mit schlechtem Gangbild. Er hatte beim Aufstehen aus einem Sessel einen Ruck in der Halswirbelsäule verspürt. Es traten sofort heftige Schwindelanfälle bei jeder Bewegung des Kopfes auf. Der Patient wurde von 7 Kollegen verschiedener Fachrichtungen untersucht und erfolglos behandelt, bis ein Internist auf den Gedanken kam, die Wirbelsäule manuell untersuchen zu lassen.

Es bestand eine Atlasblockierung. Nach einmaliger manueller Behandlung trat Beschwerdefreiheit ein.

„Verliegen"

Eine 55jährige Frau kommt zur Behandlung einer Levator-scapulae-Tendopathie in die Sprechstunde. Sie erwähnt nebenbei, daß sie wegen eines plötzlichen Hörsturzes noch am gleichen Tag in eine Hals-Nasen-Ohrenklinik aufgenommen werden soll. Sie gibt an, sie habe sich nachts „verlegen". Die manuelle Untersuchung zeigt eine Atlasblockierung, die durch eine Manipulation sofort gelöst werden kann. Bei der danach stattfindenden Aufnahmeuntersuchung in der Hals-Nasen-Ohrenklinik ist die Hörstörung nicht mehr nachweisbar.

Wirbelblockierung als sekundäre Folge einer mechanischen Störung:

Fehlhaltung am Arbeitsplatz

Ein 65jähriger Zahnarzt klagt über das Sehen von Doppelbildern. Die Beschwerden traten vor 4 Wochen akut auf. Eine Untersuchung durch Augen-, Nerven- und HNO-Arzt blieb ohne Ergebnis. Der Patient wurde mit Akupunktur und Neuraltherapie behandelt. Als auch dies ohne Erfolg blieb, fiel ihm ein, daß er seit dem Auftreten der Sehstörung auch an Nackenschmerzen litt. Diese traten auf, nachdem er sich einen neuen Behandlungsstuhl angeschafft hatte und er seine Arbeitshaltung ändern mußte.

Eine manuelle Untersuchung zeigte eine Blockierung des Segments C 1/2. Nach einmaliger Manipulation verschwanden die Doppelbilder binnen 2 Tagen. Der Zahnarzt benutzte wieder seinen alten Behandlungsstuhl und beseitigte damit die mechanische Ursache der Blockierung. Er erlitt kein Rezidiv mehr.

Fehlstatik

Ein 46jähriger Autoverkäufer klagt über eine Neigung zu anfallartigen Kopfschmerzen seit etwa 15 Jahren, die periodisch auftreten. Eine Ursache für die Kopfschmerzen sei ihm nicht bekannt. Sie seien bisher als Migräne gedeutet und behandelt worden.

Die Untersuchung zeigt eine Blockierung des Segments C 1/2 links. Gleichzeitig fällt ein Beckenschiefstand nach links auf. Die LBH-Aufnahme nach Gutmann zeigt einen Kreuzbeinschiefstand nach links um 1 cm. Es wird eine manuelle Behandlung der Blockierungen durchgeführt und gleichzeitig ein Schuhausgleich verordnet. Der Patient wird nach 2maliger Wiederholung der Behandlung beschwerdefrei. Bei Neukauf von Schuhen „vergißt" er, einen Verkürzungsausgleich anbringen zu lassen, die Kopfschmerzen treten wieder auf, verschwinden aber in dem Moment, wo er wieder seine Schuhe mit Verkürzungsausgleich trägt.

Wirbelblockierung als sekundäre Folge von Störungen auf nervös-reflektorischer Ebene

Psychosomatik

Eine 35jährige Patientin sucht wegen seit Jahren bestehender Schulter-Nacken-Schmerzen, die „in den Kopf ausstrahlen", die Sprechstunde auf. Die Untersuchung zeigt eine erhebliche Verspannung der Schulter-Nacken-Muskulatur sowie eine Blockierung in den Segmenten C 0/1 und C 5/6. Es wurde eine manuelle Behandlung durchgeführt, Antiphlogistika sowie eine physikalische Therapie verordnet. Die Blockierungen rezidivierten in kurzen Abständen. Eine nochmalige eingehende Befragung der Patientin deckte erhebliche eheliche und wirtschaftliche Probleme auf. Es wurde keine weitere Manualtherapie angewandt, sondern eine psychotherapeutische Behandlung in die Wege geleitet.

Raumfordernder Prozeß

Besonders eindrucksvoll war der Fall eines 48jährigen Handelsvertreters, der über Kopfschmerzen klagte, die vor etwa einer Woche aufgetreten seien. Die Überweisung erfolgte durch einen Internisten, der nach gründlicher Untersuchung keine Ursache für die Kopfschmerzen fand und ein Zervikalsyndrom vermutete. Wir fanden eine Blockierung des Segments C 1/2. Die manuelle Behandlung führte zu einem raschen Nachlassen der Beschwerden. Ein Rezidiv nach 2 Wochen besserte sich noch einmal kurz nach erneuter manueller Behandlung. Dann klagte der Patient wieder über zunehmende Kopfschmerzen, ohne daß eine Blockierung in den Kopfgelenken zu finden war. Eine neurologische Untersuchung wurde veranlaßt. Sie erbrachte keinen Hinweis auf einen Hirntumor. Eine Woche nach dieser Untersuchung wurde der Patient vom ursprünglich behandelnden Internisten während des Sonntagsdienstes wegen einer Stauungspapille in eine Neurochirurgische Klinik eingewiesen. Bei der Kraniotomie fand sich die Metastase eines Bronchialkarzinoms in der hinteren Schädelgrube. Auch die nachträglich angefertigte Lungenübersichtsaufnahme zeigte den Primärtumor nicht. Wir sehen also, daß die Wegnahme einer sekundären Blokkierung, die dem Patienten zusätzlich Schmerzen bereitet hat, ihn so weit beschwerdefrei machen kann, daß das Grundleiden vorübergehend verdeckt wird; eine Fallgrube, vor der man sich hüten muß!

Untere Zervikalsyndrome

Das untere Zervikalsyndrom wird wegen der oft in die Arme ausstrahlenden Schmerzen auch Zervikobrachialsyndrom genannt.

Der Patient klagt über Schmerzen, die, vom Nacken ausgehend, meist einseitig, manchmal beidseitig, in Schulter, Ellenbogen oder bis in die Hand ausstrahlen. Gelegentlich klagt er nur über Schulter-, Ellenbogen- oder Handschmerzen, die aber ebenfalls vertebragen sein können. Zunächst muß neben anderen Ursachen für die Beschwerden eine radikuläre Symptomatik ausgeschlossen und festgestellt werden, ob eine Blockierung den Beschwerden zugrunde liegt. Die segmentale Bewegungsstörung und die lokale segmentale Irritation sind relativ leicht zu ertasten. Schwieriger ist es, die periphere segmentale Irritation zu erkennen. Als Orientierungshilfe dienen uns hier u. a. die bereits erwähnten, von Hansen u. Schliack (1962) beschriebenen Kennmuskeln, in denen Verspannungen, Myosen und Tendomyosen getastet werden.

Wir differenzieren im einzelnen:

- C 5: Schmerzangabe an der vorderen Schulter bis Epicondylus medialis.
  Muskuläre Störung: M. deltoideus, M. supraspinatus und M. infraspinatus, M. teres minor.
  Begleiterkrankung: Periarthritis des Schultergelenks.
- C 6: Schmerzangabe an der vorderen Schulter, Außenseite des Arms und Daumens.
  Muskuläre Störung: M. biceps, M. brachioradialis.
  Begleiterkrankung: Epicondylitis lateralis, Styloiditis radii.
- C 7: Schmerzangabe im hinteren Teil der Schulter, hinterer Arm, Zeige-, Mittel- und Ringfinger.
  Muskuläre Störung: M. triceps brachii.
  Begleiterkrankung: Epicondylitis medialis, Differentialdiagnose Karpaltunnelsyndrom.
- C 8: Schmerzangabe an der Innenseite des Arms, Ring- und Kleinfinger.
  Muskuläre Störung: Kleinfingerballen.

Individuelle Schwankungen dieser Segmentangaben sind häufig. Verschiebungen der segmentalen Versorgung um Segmentbreite werden bei 20% der Bevölkerung beschrieben. Die Kenntnis vom Zusammenhang zwischen Beschwerden an der Halswirbelsäule und Schmerzen im Arm ist sehr wichtig, da diese in der Praxis häufig vorkommen. Auch der umgekehrte Weg ist möglich, indem Störungen aus dem Arm und aus dem Schultergürtel auf die Wirbelsäule projiziert werden. Brügger (1977) beschreibt einen Fall, bei dem ein chronisches Zervikalsyndrom durch operative Entfernung eines Ganglions im Handgelenk zum Abklingen gebracht wurde. Es ist in jedem Fall richtig, z. B. bei einer Epikondylitis die Wirbelsäule mitzuuntersuchen, da die begleitende oder verursachende Blockierung klinisch stumm sein kann. Erst die Beseitigung aller Störquellen aus der ganzen Funktionskette führt zum dauernden Erfolg.

Thorakalsyndrome

Im Bereich der Brustwirbelsäule gibt es eine Reihe von Besonderheiten, die bei der manuellen Diagnostik und Therapie zu beachten sind.

Während wir in den anderen Abschnitten der Wirbelsäule in jedem Segment 1 Gelenkpaar finden, so sind es hier 2: die Wirbelgelenke und die Rippengelenke, wobei Kostovertebral- und Kostotransversalgelenke funktionell und klinisch eine Einheit bilden. Es ist wichtig, Funktionsstörungen der Wirbel- und Rippengelenke voneinander zu trennen, da verschiedene Behandlungstechniken angewandt werden müssen. Die klinische Symptomatik kann die gleiche sein.

Blockierungen von Wirbel- oder Rippengelenken sind die häufigste Ursache von Brachialgien, Dorsalgien, Interkostalneuralgien, Brustwandschmerzen oder Oberbauchbeschwerden.

Hierzu ein Beispiel: Eine 37jährige asthenische, leicht hypermobile Sekretärin neigt seit Jahren, v. a. nach beruflicher oder sportlicher (Tennis) Überlastung zu Beschwerden im Bereich der Hals- und Brustwirbelsäule. Chirotherapie und krankengymnastische Übungen, die allerdings zu Hause nicht konsequent fortgesetzt werden, bringen jeweils größere Perioden von Beschwerdefreiheit. Anläßlich einer besonders heftigen Schmerzattacke wird die Patientin vom Hausarzt wegen Verdacht auf einen raumfordernden entzündlichen oder destruierenden Prozeß in eine Neurologische Klinik eingewiesen. Alle üblichen klinischen diagnostischen Methoden einschließlich einer Myelographie bringen keinen Hinweis auf die Ursache der Beschwerden, so werden diese als Neuralgie gedeutet. Sie erhält über den Tag verteilt 16 Tabletten verschiedener Art. Als die medikamentöse Behandlung nicht zum gewünschten Erfolg führt, wird der Patientin vorgeschlagen, sich in die Wirbelsäulenmuskulatur Elektroden einpflanzen zu lassen, um den Schmerz elektrisch zu blockieren. Daraufhin wird sie während der Besuchszeit von ihrem Ehemann zu einem Manualmediziner gebracht, ohne daß dieser von der Tatsache des Klinikaufenthalts unterrichtet wird. Neben einer Gruppenblockierung der Segmente Th 1/2/3 in bezug auf Beugung, Linksrotation und Linksneigung findet sich eine Blockierung der 1. Rippe rechts in bezug auf die Exspiration und eine Blockierung der 2. und 3. Rippe rechts in Bezug auf die Inspiration. Es gelingt mit Hilfe einer Kombination von Weichteil- und aktiver Mobilisationstechnik, v. a. der Muskelenergietechnik, die Patientin so weit wieder herzustellen, daß sie beschwerdefrei wird und 2 Tage später aus der Klinik entlassen werden kann.

Von besonderer Bedeutung im Bereich der Brustwirbelsäule ist die enge Verknüpfung des somatischen mit dem viszeralen Nervensystem. So bestehen besondere Störmöglichkeiten zwischen der Funktion der Wirbelsäule und des Thorax einerseits und Herz, Kreislauf, Atmung und den Organen des Oberbauches andererseits (Stiles 1979; Kunert 1975; Bergsmann u. Eder 1967; Wyke 1979).

In der Praxis wird am häufigsten ein Zusammenhang zwischen Herzbeschwerden und Funktionsstörungen der Wirbelgelenke C 5–Th 4 und/oder der entsprechenden

Rippengelenke beobachtet. Das gemeinsame Symptom ist der Brustwandschmerz, der verschiedene Ursachen haben kann:

1) Ursache ist eine Blockierung in den Segmenten C 5–Th 4, evtl. auch in den entsprechenden Rippengelenken. Der Schmerz wird auf die Thoraxwand in die Herzgegend projiziert. Ein organischer Herzbefund liegt nicht vor. Die manuelle Therapie behebt die primäre Störung.
2) Bei ischämischen Herzkrankheiten können Begleitblockierungen in den Segmenten C 5–Th 4, in den Gelenken der entsprechenden Rippen und im Schultergelenk auftreten. Diese auf nervös-reflektorischem Wege verursachten Blockierungen bleiben gelegentlich nach Abschluß der Behandlung der Herzkrankheiten bestehen, verursachen Beschwerden und indizieren eine manuelle Behandlung. Wird die Blockierung als Quelle der verbliebenen Beschwerden nicht erkannt, so resultiert gelegentlich eine Fehlbeurteilung des Patienten als Erlebnis- oder Rentenneurotiker.
3) Die Summierung verschiedener Reizquellen – die jede für sich unterschwellig bleiben würden – zu einem manifesten Beschwerdebild ist möglich (Korr 1975). Bei einer entsprechenden Diathese können Herzrhythmusstörungen durch Blockierungen in den Segmenten C 5–Th 4 ausgelöst werden, die nach einer manuellen Behandlung sofort abklingen. Der einzelne Reiz war zu unterschwellig, um eine Nozireaktion auszulösen.
   Schwarz (1970) beschreibt einen Fall, bei dem regelmäßig dann Herzrhythmusstörungen auftraten, wenn gleichzeitig eine Blockierung am thorakozervikalen Übergang eintrat. Er konnte elektrokardiographisch nachweisen, daß die Herzrhythmusstörung sofort verschwand, sobald er die Blockierung gelöst hatte.

Die am Beispiel der „Herzbeschwerden" gemachten Ausführungen gelten auch für andere Organe und andere Organsysteme. Die Kenntnis dieser Zusammenhänge ist daher in der Praxis von größter Wichtigkeit, sie werden aber immer noch zu wenig beachtet. Besonders der Internist könnte u. U. dem Patienten langwierige und kostspielige Untersuchungsverfahren ersparen, wenn er es sich zur Gewohnheit machte, regelmäßig die Wirbelsäule wenigstens auf paravertebrale Druckpunkte zu untersuchen.

Steinrücken (1980) hat die sog. „Globaltests" beschrieben, die es auch dem manuell nicht ausgebildeten Arzt erleichtern, eine vertebragene Dysfunktion zu erkennen.

Lumbalsyndrome

Ursache einer *akuten* Blockierung im Lumbalbereich ist meistens ein „Verheben" oder „falsches Bücken" aus dem Kreuz heraus oder eine einfache Fehlbewegung.

Die manuelle Therapie ist hier das Mittel der Wahl, sie führt leicht und elegant zur Beschwerdefreiheit.

Das *chronische* Lumbalsyndrom hat eine ganze Reihe von Ursachen. Aus der täglichen Praxis des Manualmediziners seien zwei der immer wieder zu beobachtenden Hauptursachen hervorgehoben: Die Fehlstatik und das gestörte muskuläre Gleichgewicht.

Die *Statik* wird am besten röntgenologisch mit Hilfe der LBH-Aufnahme nach Gutmann (1975a) im Stehen untersucht. Gutmann unterscheidet bei der Beurteilung des Bildes im seitlichen Strahlengang zwei Typen:

Den Steiltyp mit mehr senkrecht stehendem Kreuzbein, der zur Lockerung, und den Überlastungstyp mit mehr spitzwinklig nach ventral geneigtem Kreuzbein, der zur

Blockierung neigt. Im a.-p. Strahlengang werden Hüftkopfhöhe, Kreuzbeinbasis, Bekkenkammhöhe und Wirbelsäulenform beurteilt.

Störungen der Statik sind relativ häufig. Heufelder (1983) berichtet, daß er bei 700 Patienten, die wegen Rückenschmerzen in seine Praxis kamen, in 63,37% der Fälle echte und scheinbare Beinlängendifferenzen, Asymmetrien der Beckenschaufeln und Dysplasien im lumbosacralen Bereich fand. Friberg (1983) untersuchte 266 finnische Rekruten. Er fand bei röntgenologischer Messung bei mehr als 50% eine Beinlängendifferenz von mehr als 5 mm, bei 18% von mehr als 10 mm und bei 3% von mehr als 15 mm. Bei einer Gruppe von Patienten im Alter von 14 bis 89 Jahren, die an chronischen Rückenschmerzen litten, war das Vorkommen einer Beinlängendifferenz 2–5 mal höher als in einer symptomfreien Kontrollgruppe.

Das bestätigt die Beobachtung der Manualmediziner, daß Störungen der Statik in der Frontalebene einen wesentlichen Faktor bei der Ursache von chronischen Kreuzschmerzen darstellen können und durch Schuhausgleich behandelt werden müssen. Auch nach Niethard (1982) sollten bei Dekompensation kleinere Fehlstatiken ausgeglichen werden. Dabei sind jedoch nicht Hüftkopfhöhe oder Beckenkammhöhe die entscheidenden Parameter für einen Ausgleich, sondern die Kreuzbeinbasis auf der die Wirbelsäule letztlich ruht (Greenman 1979 a). Sie sollte auf einer nach den von Gutmann angegebenen Kriterien angefertigten LBH-Aufnahme parallel zum unteren Bildrand stehen. Greenman zieht eine Linie tangential zur Kreuzbeinbasis von Bildrand zu Bildrand und fällt von dieser über dem Scheitel der Hüftköpfe jeweils eine Senkrechte zum unteren Bildrand. Die Länge dieser Senkrechten wird ausgemessen und aus einer eventuellen Differenz die Seite und Höhe des Schuhausgleiches abgeleitet.

Besteht eine echte Differenz (funktionelle Störungen sind auszuschließen bzw. zunächst zu behandeln) wird ab 0,5 cm ein Schuhausgleich verordnet. Ist die Differenz größer als 0,5 cm, so erfolgt der Schuhausgleich allmählich, im Durchschnitt 0,5 cm in 6 Monaten (Rompe 1978). Ein vollständiger Ausgleich sollte in jedem Fall angestrebt werden. Bei älteren Erwachsenen mit länger bestehender kompensatorischer Skoliosierung und degenerativen Veränderungen kann der teilweise Ausgleich versucht werden.

Greenman erhöht den Schuh auch am längeren Bein, wenn dies für den Geradstand der Kreuzbeinbasis erforderlich ist.

Eine weitere wesentliche Ursache von chronischen Kreuzschmerzen und rezidivierenden Wirbelblockierungen sind Störungen des *muskulären Gleichgewichts*. Janda (1970) geht davon aus, daß es zwei Muskelgruppen gibt, die auf unsere zivilisierte Lebensweise mit zuviel Sitzen und zuwenig richtigem Ausgleichstraining in verschiedener Weise reagieren:

Die *phasischen* Muskeln bestehen überwiegend aus rasch reagierenden Muskelfasern. Sie ermüden rascher, erholen sich langsamer und sie neigen bei Störungen zur Abschwächung. Die *tonischen* Muskeln bestehen überwiegend aus langsam reagierenden Muskelfasern. Sie ermüden langsamer und erholen sich rascher. Sie neigen bei Störungen zu Verkürzungen. Im Lenden-Becken-Hüftbereich neigen z. B. Bauchmuskeln, Glutaealmuskeln, die langen Adduktoren, M. vastus medialis und lateralis zur Abschwächung. Der m. quadratus lumborum, M. ilio-psoas, M. tensor fasciae latae, M. adductor magnus, M. rectus femuris neigen zur Verkürzung.

Nach Janda hat die Dehnung der verkürzten Muskulatur Priorität vor einem Training der abgeschwächten Muskulatur, oft erhole sich die abgeschwächte Muskulatur von selbst, sobald die verkürzte gedehnt sei.

Die eben beschriebenen Störungen des muskulären Gleichgewichtes im LBH-Bereich (das gleiche gilt entsprechend für den Schulter-Nacken-Bereich) gehören zu den häufigsten Ursachen chronischer Kreuzschmerzen in der täglichen Praxis.

Janda (1970), Hamberg und Evjenth (1982) sowie Anderson (1982) haben spezielle Übungsprogramme, welche überwiegend der Dehnung verkürzter Muskeln dienen, entwickelt. Diese müssen unter Anleitung von Krankengymnasten vom Patienten erlernt und über längere Zeit regelmäßig zuhause wiederholt werden. Da wir uns den Einflüssen des zivilisierten Lebens nicht entziehen können, ist die lebenslange tägliche Durchführung eines krankengymnastischen Übungsprogramms der Idealfall. Nur so gelingt es, das muskuläre Gleichgewicht wieder herzustellen oder zu erhalten und damit einer Neigung zu Funktionsstörungen an der Wirbelsäule, wie z. B. Blockierungen oder einer dekompensierten Hypermobilität, entgegenzuwirken.

Regelmäßiges Tragen eines eventuell notwendigen Schuhausgleichs, auch an Sport- und Hausschuhen, tägliches Wiederholen eines auf den speziellen Fall zugeschnittenen Übungsprogrammes und eine physiologische Haltung im Alltag und am Arbeitsplatz (Eklundh 1979, Stoddard 1982) sind die besten Vorbeugemaßnahmen gegen chronische Kreuzschmerzen und alle anderen funktionell bedingten Wirbelsäulenbeschwerden.

Ischialgien

Differentialdiagnose des Bandscheibenvorfalls

Nicht jeder Kreuzschmerz, der in ein Bein ausstrahlt, ist durch einen Bandscheibenvorfall verursacht. In der Klinik ist das Bild sicherlich anders. In der täglichen Praxis jedoch sind in der Reihenfolge ihrer Häufigkeit die Hauptursachen:

Blockierungen der Kreuzdarmbeingelenke, Wirbelgelenksblockierungen im unteren Lumbalbereich, Bandlockerungen, Bandscheibenprotrusionen oder Vorfälle, Steißbeinblockierungen, entzündliche oder destruierende Prozesse.

Abgesehen von entzündlichen oder destruierenden Prozessen, die wir ohnehin durch die Allgemeinuntersuchung ausschließen müssen, ist es bei jedem Kreuzschmerz, der in ein Bein ausstrahlt, wichtig, zuerst zu differenzieren, ob die Ursache der Beschwerden in einer segmentalen Dysfunktion oder in einem Bandscheibenvorfall liegt, weil hierdurch das gesamte weitere therapeutische Vorgehen beeinflußt wird. Im ersteren Fall ist eine manuelle Behandlung angezeigt, im letzteren Fall nicht.

Um die Differentialdiagnose zu erleichtern, hat Steinrücken (1980) die folgende Tabelle zusammengestellt, die wir modifiziert wiedergeben.

Jeder Arzt kann die hier beschriebenen Befunde erheben und bei Verdacht auf eine Wirbelblockierung einen in Manueller Medizin ausgebildeten Kollegen zu Rate ziehen. Dieser kann mit Hilfe der manualmedizinischen Feindiagnostik die bereits erhobenen Befunde weiter differenzieren und evtl. eine gezielte Behandlung in die Wege leiten. In vielen Fällen wird sich auf diese Weise die nicht ganz risikolose Myelographie vermeiden lassen.

Erschwert wird die Differentialdiagnose dadurch, daß in einer Reihe von Fällen die radikuläre Symptomatik eines Bandscheibenvorfalls in eine pseudoradikuläre Symptomatik auf nervös-reflektorischer Grundlage einer Begleitblockierung der Segmente des unteren Lumbalbereichs oder der Kreuzdarmbeingelenke eingebettet sein kann. Hier wird gelegentlich erst der weitere Verlauf, das Ansprechen auf die Therapie sowie evtl. die Myelographie oder Computertomographie diagnostisch weiterhelfen.

Tabelle. Differentialdiagnose des Bandscheibenvorfalls

Für Bandscheibenvorfall sprechen	Andere Ursachen (z. B. Blockierung) möglich
Scherzausstrahlung scharf umgrenzt in ein bestimmtes Dermatom	Schmerzausstrahlung ist mehr diffus
Der ausstrahlende Schmerz schießt beim Pressen, Niesen, Husten ein oder wird verstärkt	Keine Verstärkung durch Pressen. Beim Husten und Niesen infolge der Erschütterung höchstens lokale Schmerzverstärkung
Bei bestimmten Bewegungen fährt es wie ein elektrischer Schlag in das Bein	Schmerzverstärkung durch bestimmte Bewegungen möglich, mehr lokal, gelegentlich in das Bein ausstrahlend, nie wie ein elektrischer Schlag
Der Schmerz hat neuralgiformen Charakter und wird v. a. beim Sitzen verstärkt	der Schmerz läßt beim Sitzen nach
Befunde bei Untersuchung im Stehen	
Ausgeprägte Schonhaltung, Schmerzskoliose, meist zur Schmerzgegenseite. Die statische Störung ist nicht kompensiert. Kopflot gegenüber dem Fußlot seitlich verschoben	Es besteht zwar häufig eine Schonhaltung, sie ist aber statisch kompensiert
Seit- und Rückwärtsneigung zur schmerzenden Seite nicht möglich. Wird die Seit- und Rückwärtsneigung trotzdem versucht, tritt sofort ein in das Bein ausstrahlender Schmerz auf	Seitneigung zur schmerzenden Seite aufgehoben oder eingeschränkt, gelegentlich Schmerzausstrahlung in das Bein. Es wird ein lokaler Schmerz angegeben
Befunde bei Untersuchung in Rückenlage	
Lasègue $<45°$ positiv, in Endstellung Bragard positiv. Plötzlich einschießender Schmerz	Lasègue $>50°$ positiv, langsam sich steigernder Schmerz, Bragard negativ (sog. Pseudo-Lasègue)
Gekreuzter Lasègue positiv	Gekreuzter Lasègue negativ, auch wenn der einseitig geprüfte eine schmerzhafte Einschränkung gezeigt hat
Motorische Schwäche bestimmter Muskelgruppen	Motorische Schwäche nur subjektiv, Kraft der Kennmuskeln nicht vermindert
Reflexschwächungen oder Reflexausfälle	Keine Reflexausfälle
Minderung oder Verlust der Empfindung für Berührung und Schmerz in bestimmten Dermatomen	Verstärkte Schmerzempfindung in bestimmten Dermatomen. Kibler-Kneifzonen schmerzhaft
Befunde bei Untersuchung in Bauchlage	
Tiefendruckschmerz bei Druck auf einen bestimmten Processus spinosus (ventraler Verschiebeschmerz)	Schmerzangabe bei seitlichem Druck auf den Dorn eines bestimmten Muskels
Klingelknopfphänomen: Bei der Prüfung des paraspinalen Druckschmerzes tritt ein ins Bein ausstrahlender Schmerz auf	Nur lokaler Schmerz. der Federtest ist negativ
Druckdolenz der typischen Ischiaspunkte	Druckdolenzen finden sich in Form von Myogelosen oder druckschmerzhaften Muskelansatzstellen, in der aus dem gestörten Segment innervierten Muskulatur

Funktionsstörungen der Kreuzdarmbeingelenke

Blockierungen der Kreuzdarmbeingelenke sind in der täglichen Praxis mit die häufigste Ursache von akuten und chronischen Beschwerden im unteren Lumbalbereich, häufig werden Schmerzen angegeben, die in die Rückseite eines Oberschenkels ausstrahlen.

Bis vor wenigen Jahren waren Klinik und Pathologie von Funktionsstörungen der Kreuzdarmbeingelenke noch wenig bekannt. Der Arzt beschränkte sich auf das Erkennen und Behandeln von Traumafolgen, entzündlichen oder destruierenden Prozessen. Man ging von der Annahme aus, daß die Kreuzdarmbeingelenke praktisch unbeweglich seien. Funktionsstörungen waren nicht bekannt. Die vom Patienten geklagten Beschwerden wurden als Ischialgie gedeutet. Erst durch die verfeinerte Untersuchungstechnik der Manuellen Medizin gewann man genauere Kenntnisse von der Bewegungsphysiologie des Beckenrings und konnte Funktionsstörungen im Bereich der Kreuzdarmbeingelenke als häufige Ursache von Kreuzschmerzen erkennen und behandeln. Es ist daher notwendig, kurz die Bewegungsphysiologie der Kreuzdarmbeingelenke zu schildern.

Das Kreuzbein ist über die beiden Kreuzdarmbeingelenke bei jeder Bewegung im Beckenring passiv beteiligt. Die Gelenke bewegen sich bei jeder Bewegung der Lendenwirbelsäule und bei jedem Schritt mit. Die Kreuzdarmbeingelenke besitzen aber keine Eigenbewegung.

Beim Beugen der Lendenwirbelsäule nach vorn macht das Kreuzbein eine Nickbewegung, welche „Nutation" genannt wird. Es gleitet in Höhe von S 1 nach ventral-kaudal, in Höhe von S 3 nach dorsal.

Wird beim Gehen das rechte Bein als Standbein belastet, wobei das linke Bein zum Spielbein wird, so gleitet das Kreuzbein in der eben beschriebenen Nickbewegung nach ventral-kaudal-dorsal. Gleichzeitig rotiert das Kreuzbein um seine eigene Längsachse, in diesem Fall also nach rechts. Die rechte Darmbeinschaufel mit der Spina iliaca posterior superior steht jetzt im Verhältnis zum Kreuzbein mehr dorsal, die linke mehr ventral. Sell (1969) hat diese dreidimensionale Bewegung als „ventralisatio et caudalisatio per rotationem" beschrieben.

Wie jeder Bewegungsvorgang am Haltungs- und Bewegungsapparat des Menschen funktionell gestört sein kann, so auch die Beweglichkeit des Beckenrings mit seinen Kreuzdarmbeingelenken, sowohl im Sinne der Blockierung als auch der lokalen pathologischen Hypermobilität.

Es gehört zu den besonderen Verdiensten der Manuellen Medizin, die Funktionsstörung der Kreuzdarmbeingelenke aus dem Komplex der unteren Lumbalsyndrome herausgelöst und einer gezielten Behandlung zugänglich gemacht zu haben.

Kokzygodynie

Eine gerne übersehene Ursache von Schmerzen im unteren Lumbalbereich, welche in einen oder beide Oberschenkel ausstrahlen können, ist eine Funktionsstörung des Steißbeins, worauf v. a. Lewit (1977) und andere Mitarbeiter der Prager Schule (Manca et al. 1977) immer wieder hingewiesen haben. Der Patient klagt über Schmerzen, v. a. beim Sitzen auf harten Unterlagen und gibt gelegentlich einen Sturz oder eine schwere Geburt in der Vorgeschichte an. Die Palpation, evtl. unterstützt durch eine digitale rektale Untersuchung, deckt die Schmerzquelle auf. Die Verspannung der Muskulatur am Steißbein ist oft so ausgeprägt, daß eine Mobilisations- oder Manipulationsbehandlung allein nicht ausreicht und eine Infiltrationsbehandlung entweder direkt an den Schmerzpunkt oder in den Sakralkanal erforderlich wird.

Extremitätengelenke

Die Manuelle Medizin befaßt sich nicht nur mit Diagnose und Therapie reversibler Funktionsstörungen an der Wirbelsäule, sondern auch an den Extremitäten. Es werden die gleichen theoretischen Vorstellungen und Behandlungstechniken zugrunde gelegt wie an der Wirbelsäule. Es gibt jedoch eine ganze Reihe von Besonderheiten zu beachten [an dieser Stelle sei nochmals auf die Bücher von Kaltenborn (1976), Sachse (1977) und Lewit (1977) verwiesen].

Folgendes Beispiel möge dazu anregen, sich mit der manuellen Untersuchung und Behandlung von Extremitätengelenken zu befassen.

Eine 45jährige Krankenschwester klagt über Schmerzen am linken Fuß, die ohne Ursache vor etwa einem halben Jahr aufgetreten seien. Sie suchte einen Facharzt für Orthopädie auf, der die Beschwerden als Folge eines Senkspreizfußes deutete.

Er verordnete ein Paar Lederkorkeinlagen nach Gipsabguß. Diese Maßnahme brachte keine Linderung. Die Röntgenaufnahmen ließen keinen krankhaften Befund erkennen. Daraufhin infiltrierte er den Hauptschmerzpunkt am Innenrand des Fußes mehrfach mit einem Corticoid, was nur zu einer vorübergehenden Besserung führte. Der Arzt zog nun einen Kollegen zu Rate, der in manualmedizinischer Untersuchungs- und Behandlungstechnik der Extremitätengelenke ausgebildet war.

Eine nochmalige Untersuchung in der herkömmlichen Weise zeigte zunächst wiederum einen „normalen" Senkspreizfuß. Die übliche Bewegungsprüfung ergab eine normale Beweglichkeit in allen Gelenken, vom oberen Sprunggelenk bis zum Großzehengrundgelenk. Im Bereich des Kahnbeins wurde ein umschriebener Druckschmerz angegeben.

Die manualmedizinische Untersuchungstechnik deckte eine Blockierung der Gleitbewegung und eine Einschränkung des Gelenkspiels zwischen Os naviculare und Os cuneiforme I auf. Nach einigen Mobilisationen wurde eine Manipulation durchgeführt. Es gab ein lautes knackendes Geräusch. Die sofort angeschlossene Bewegungsprüfung zeigte ein normales Gelenkspiel. Die Patientin war nach Abklingen des Reizzustands im Gelenk nach 2–3 Tagen beschwerdefrei.

Schlußbemerkung

Das vorliegende Buch gibt dem Leser einen Überblick über den gegenwärtigen Stand der Manuellen Medizin und damit die Möglichkeit zu einem eigenen kritischen Urteil.

Wer sich näher mit der Manuellen Medizin befassen will, kommt nicht umhin, an einem praktischen Ausbildungsprogramm teilzunehmen, wie es die Deutsche und andere nationale Gesellschaften für Manuelle Medizin veranstalten.

Man kann die Manuelle Medizin nicht aus Büchern, sondern nur von Hand zu Hand und durch fleißiges Üben lernen.

Literatur

Anderson B (1982) Stretching. Hübner, Waldeck-Dehringhausen

Arlen A (1979) Biometrische Röntgenfunktionsdiagnostik an der Halswirbelsäule. Fischer, Heidelberg (Schriftenreihe Manuelle Medizin, Bd 5)

Barbor R (1979) Instabilität der Wirbelsäule. Theoretische Fortschritte und praktische Erfahrungen der Manuellen Medizin. Konkordia, Bühl S. 172–181

Beal MC (1967) The subjective factors of palpatory diagnosis. J. O. August: 91–93

Bergsmann O, Eder M (1967) Thorakale Funktionsstörungen. Haug, Heidelberg

Brügger A (1977) Die Erkrankungen des Bewegungsapparates und seines Nervensystems. Fischer, Stuttgart New York

Buerger A (1979) Klinische Untersuchungen zur Wirksamkeit der Manuellen Therapie. Theoretische Fortschritte und praktische Erfahrungen der Manuellen Medizin. Konkordia, Bühl, S. 194–213

Cyriax J (1969) Textbook of orthopaedic medicine. Bailliére Tindal, London

Derbolowsky U (1976) Medizinisch-orthopädische Propädeutik für Manuelle Medizin und Chirotherapie. Fischer, Heidelberg

Dietzel G (1978) Befunderhebungen von funktionellen Störungen der kleinen Wirbelgelenke und der Sacro-iliacal-Gelenke nach Sell. Man Med 3:49–57

Dörr WM (1962) Nochmals zu den Menisci in den Wirbelbogengelenken. Z Orthop 96/4:457

Dvořák J, Dvořák V (1983) Manuelle Medizin Diagnostik. Thieme, Stuttgart New York

Dvořák J, Orelli F von (1982) Das Verhältnis der Komplikationen zu durchgeführten Manipulationen in der Schweiz. Schweiz Rundsch Med Prax 71:64

Eder M, Tilscher H (1982) Schmerzsyndrome der Wirbelsäule. Die Wirbelsäule in Forschung und Praxis, Bd 81. Hippokrates, Stuttgart

Eklundh M (1979) Achte auf Deinen Rücken! Pflaum, München

Erdmann H (1967) Grundzüge einer funktionellen Wirbelsäulenbetrachtung. Man Med 5:55

Erdmann H (1968 a) Grundzüge einer funktionellen Wirbelsäulenbetrachtung. Man Med 6:32

Erdmann H (1968 b) Man Med 6:78

Fisk JW (1977) The painful neck and back. Thomas, Springfield/Ill.

Frayette HH (1954) Principles of osteopathic technic. Academy of Applied Osteopathy, Carmel, California

Friberg O (1983) Biomechanics and clinical significance of unrecognized leg length inequality. Vortrag Internationaler Kongreß für Manuelle Medizin, Zürich

Frisch H (1983) Die programmierte Gelenkuntersuchung. Springer, Berlin Heidelberg New York

Gaymans F (1973) Neue Mobilisations-Prinzipien und Techniken an der Wirbelsäule. Man Med 2:12

Gaymans F (1978) Vortrag Internationaler Kongreß für Manuelle Medizin, Kopenhagen

Greenman P (1979 a) Verkürzungsausgleich – Nutz und Unnutz. Theoretische Fortschritte und praktische Erfahrungen der Manuellen Medizin. Konkordia, Bühl S. 333–341

Greenman P (1979 b) Manuelle Therapie am Brustkorb. Man Med 17/2:17

Gutmann G (1968) Das zervikal-diencephal-statische Syndrom des Kleinkindes. Man Med 6:112–119

Gutmann G (1975 a) Röntgendiagnostik der Wirbelsäule unter funktionellen Gesichtspunkten. Man Med 13:1–12

Gutmann G (1975 b) Die pathogenetische Aktualitätsdiagnose. Rehabilitatica 10–11:15–24

Gutmann G (1982) Funktionelle Pathologie und Klinik der Wirbelsäule. Fischer, Stuttgart New York

Hackett GS (1956) Joint ligament relaxation treated by fibroosseous proliferation. Thomas, Springfield/Ill.
Hamberg J, Evjenth O (1982) Muskeldehnung, warum und wie? Remed, Zug
Hansen K, Schliack H (1962) Segmentale Innervation, ihre Bedeutung für Klinik und Praxis. Thieme, Stuttgart
Heufelder D (1983) Zur Beinlängendifferenz. Z Allg Med S 440–454
Hildreth AG (1942) The lengthening shadow of Dr. Andrew Taylor Still. Hildreth, Macon, Missouri & Van Vleck, Paw Paw, Michigan
Hülse M, Parths CJ (1976) Cervicaler Nystagmus ausgelöst duch Halsrezeptoren. HNO 24:268
Janda V (1970) Muskelfunktion in Beziehung zur Entwicklung vertebragener Störungen. Manuelle Medizin und ihre wissenschaftlichen Grundlagen. Verlag für physikalische Medizin, Heidelberg
Janda V (1976) Muskelfunktionsdiagnostik. Steinkopf, Dresden
Junghans H (1954) Das Bewegungssegment der Wirbelsäule und seine praktische Bedeutung. Arch Orthop 104
Kaltenborn FM (1976) Manuelle Therapie der Extremitätengelenke. Norlis, Oslo
Kibler M (1958) Das Störungsfeld bei Gelenkerkrankungen und inneren Krankheiten. Hippokrates, Stuttgart
Kimberly PE (1979) Bewegung – Bewegungseinschränkung – Anschlag. Theoretische Fortschritte und praktische Erfahrungen der Manuellen Medizin. Konkordia, Bühl, S 39–44
Kleynhans AM (1980) Complications of and contraindications to spinal manipulative therapy. In: Haldeman S (ed) Modern developments in the principles and practice of chiropractic. Appleton Century Crofts, New York, pp 359–384
Korr IM (1975) Proprioceptors and somatic dysfunction. JAOA 74:638
Kuhlendahl H (1970) Analyse der Biomechanik von Halswirbelsäule und Rückenmark. In: Trostdorf E, Steuder HS (Hrsg) Wirbelsäule und Nervensystem. Thieme, Stuttgart, S
Kunert W (1975) Wirbelsäule und Innere Medizin. Enke, Stuttgart
Lewit K (1977) Manuelle Medizin im Rahmen der medizinischen Rehabilitation. Urban & Schwarzenberg, München
Lewit K (1981) Muskelfazilitations- und Inhibitationstechniken in der Manuellen Medizin. Man Med 19/1, 2:12, 40
Lewit K, Gaymans F (1980) Muskelfazilitations- und Inhibitionstechniken in der Manuellen Medizin. Man Med 18/6:102
Maigne R (1961) Die manuelle Wirbelsäulentherapie. In: Die Wirbelsäule in Forschung und Praxis, Bd 22. Hippokrates, Stuttgart
Manca S, Niepel G, Dinka I (1977) Anteil der Kokzygodynie an den Kreuzschmerzen. Man Med 15:32–34
Menell J (1952) The science and art of joint manipulation. In: The spinal column vol II. Churchill, London
Mitchell FL, Prusso NA, Moran PS (1979) An Evaluation and treatment manual of osteopathic muscle energy. ICEOP, Valley Park
Neumann H-D (1978) Scriptum zum Informationskurs der Deutschen Gesellschaft für Manuelle Medizin, 2. Aufl. Konkordia, Bühl
Neumann H-D (1979) Ein didaktisches Denkmodell zur Manuellen Medizin. Theoretische Fortschritte und praktische Erfahrungen der Manuellen Medizin. Konkordia, Bühl, S 244–251
Neumann H-D, Wolff H-D (1979) Theoretische Fortschritte und praktische Erfahrungen der Manuellen Medizin. Konkordia, Bühl
Niethard FU (1982) Formveränderungen der Lendenwirbelsäule bei Beinlängendifferenz. Zschr f Orth u ihre Grenzgeb 120,2:91–214
Palmer SG (1933) The subluxation specific – the adjustment specific. Davenpurt, Iowa
Peper W (1978) Der chiropraktische Report. Haug, Heidelberg
Rompe G (1978) Beinlängendifferenzen. Informationen d. Berufsverb. Orth. 2:31
Sachse J (1977) Manuelle Untersuchung und Mobilisationsbehandlung der Extremitätengelenke. Fischer, Heidelberg (Schriftenreihe Manuelle Medizin, Bd 4)
Sachse J (1979) Hypermobilität, Einteilung und diagnostische Kriterien. Theoretische Fortschritte und praktische Erfahrungen der Manuellen Medizin. Konkordia, Bühl, S 154–158
Sandberg LB (1955) Atlas und Axis. Hippokrates, Stuttgart
Schiötz EH, Cyriax J (1975) Manipulation past and present. Heinemann Medical Books, London

Schmitt HP (1978) Manuelle Therapie der Halswirbelsäule und ihre Gefahren. Man Med 16:71–77
Schwarz E (1970) Internistische Indikationen der manipulativen Therapie. Man Med 2:25
Seifert K (1981) Cervical-vertebragene Schluckschmerzen in der HNO-Heilkunde. Man Med 19:85–91
Sell K (1969) Spezielle manuelle Segmenttechnik als Mittel zur Abklärung spondylogener Zusammenhangsfragen. Man Med 7:2
Steglich H-D (1974) Zur Druckbelastung des Stützgewebes durch manual-therapeutische Techniken. Vortrag auf dem Internationalen Kongreß für Manuelle Medizin, Prag
Steinbrück K, Rompe G (1979) Hochleistungssport – planmäßig erworbene Hypermobilität? Theoretische Fortschritte und praktische Erfahrungen der Manuellen Medizin. Konkordia, Bühl, S 159–164
Steinrücken H (1980) Chirotherapeutisch beeinflußbare Krankheitsbilder. Hippokrates, Stuttgart
Stiles EG (1979) Manuelle Behandlung der chronischen Lungenerkrankungen. Theoretische Fortschritte und praktische Erfahrungen der Manuellen Medizin. Konkordia, Bühl, S 110–119
Still AT (1908) Autobiography – with a history of the discovery and development of the science of osteopathy. Publ. by the Author, Kirksville. (Revised edn)
Stoddard A (1970) Lehrbuch der osteopatischen Technik an Wirbelsäule und Becken. Die Wirbelsäule in Forschung und Praxis, Bd 19. Hippokrates, Stuttgart
Stoddard A (1982) Leben ohne Rückenschmerzen. Hippokrates, Stuttgart
Sutter M (1975) Klinik und Bedeutung spondylogener Reflexsyndrome. Schweiz Rundsch Med Prax 64:42
Terrier JC (1969) Die manipulative Therapie der Wirbelsäule: Grundlagen und Indikationen. Rheumatismus in Forschung und Praxis, Bd V. Huber, Bern Stuttgart Wien
Tilscher H (1977) Das obere Zervikalsyndrom. Zschr f Orth u ihre Grenzgeb 6:112
White A, Panjabi MM (1978) Clinical biomechanics of the spine. Lippincott, Philadelphia
Wolf J (1969) Die Chondrosynovialmembran als einheitliche Auskleidungshaut der Gelenkhöhle mit Gleit- und Barrierefunktion. Man Med II:25
Wolff H-D (1983) Neurophysiologische Aspekte der Manuellen Medizin. Springer, Berlin Heidelberg New York
Wyke BD (1979) Reflexsysteme in der Brustwirbelsäule. Theoretische Fortschritte und praktische Erfahrungen der Manuellen Medizin. Konkordia, Bühl, S 99–100
Wyke BD, Polacek (1975) Articular neurology – the present position. J Bone Joint Surg [Br] 57:401
Zicha K (1966) Rehabilitation der rheumatischen Arthritis. Physikal Med Rehab 7:261
Zicha K (1979) Proliferationstherapie bei Enthesopathien. Theoretische Fortschritte und praktische Erfahrungen der Manuellen Medizin. Konkordia, Bühl, S 190–193
Zukschwerdt L, Emminger E, Biedermann F, Zettel H (1960) Wirbelgelenk und Bandscheibe. Hippokrates, Stuttgart

Sachverzeichnis